愛上營養學 圖解版

重新檢視飲食生活的重要性

U0136405

麻見直美、塚原典子 著

高詹燦、蘇聖翔、胡毓華 譯

晨星出版

[封面、文中插圖]
角口美絵

序

　　每個人都有過著幸福生活的權利，而其基礎建立在每個人都能獲得的，對這個人而言最高水準的「健康」。在多樣化的價值觀中持續變化的各個生命週期裡，如何在每個階段活出自我，並經營高品質生活的第一步，便是致力於健康管理，而其中最基本的，就是「每日三餐」。

　　尤其最近「飲食教育」成為日本人關心的重要議題，社會上也發起了許多活動。在這樣的背景下，近來我國飲食相關資訊氾濫，「隨時」「隨地」都能「隨心所欲」地享受美食，過於富饒的飲食環境，反而難以達成期望中的飲食生活。

　　人在每個生命階段中，除了「什麼東西」該吃「多少」外，「何時」「與誰」「在何處」「如何」用餐，也都非常重要。而「開心用餐」不但能使身心健康，更是幸福生活的不二法門。為此，我們應當多少關心一下飲食、營養與食品的相關資訊，學習正確的知識，培養對於飲食的自我管理能力。

　　本書若能幫助您，經由日常飲食生活打造身心的健康、帶來幸福，將是我們無上的喜悅。

　　最後，在本書編纂之際，承蒙（株）講談社 scientific 國友奈緒美小姐的大力協助，我們要獻上深深的感謝之意。

2015年3月

作者
麻見直美
塚原典子

圖解版

愛上營養學

contents

目次

Part4
促進健康的
國家指導方針

「營養學」是什麼？

從營養學可以學到：
- 理解營養與我們健康的深刻關聯。
- 學習人類攝取營養素及利用的過程。
- 學習有哪些營養素、在體內如何被利用、具有何種作用、與健康有何關係。
- 了解哪些食品富含哪種營養素。
- 學習調理方法的特性（營養素的有效攝取方法等）。
- 學習人的一生，與每個時期所需的營養。

本書將以田畑先生一家人為範本，解說以上的項目。

●介紹田畑先生一家人

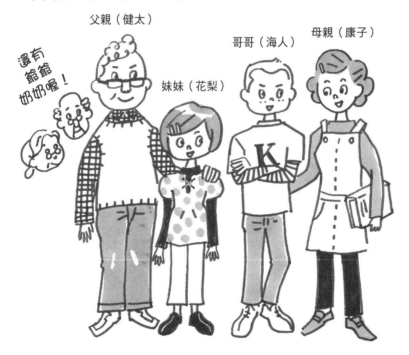

父親（健太）

還有爺爺奶奶喔！

妹妹（花梨）

哥哥（海人）

母親（康子）

田畑先生一家人總是（盡可能）聚在一起吃飯。
父親：健太。可能有代謝症候群？
母親：康子。持有營養師的證照。
哥哥：海人。高中二年級，參加棒球社。
妹妹：花梨。國中二年級，最愛流行時尚。

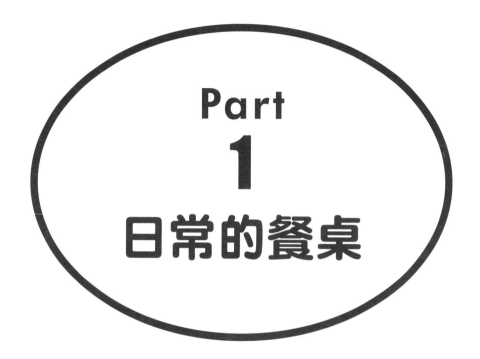

Part
1
日常的餐桌

我們每天吃著各種食物,究竟吃了哪些東西?是為了什麼而吃呢?
與我們的健康有深刻關聯,圍繞著我們的飲食環境逐年漸趨複雜。
在Part1中將略為整理出我們的飲食。

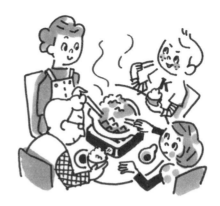

第 **1** 章

我們每天吃著哪些食物？

某一天的晚餐

健太：「最近老是外食，能在家吃飯比較安心。」

康子：「營養也很充足喔。」

花梨：「營養充足？你怎麼會知道呢？」

康子：「因為我做菜時考慮很多啊。」

花梨：「例如？」

康子：「這個嘛……」

所以，我（康子）接下來要對家人解說營養的相關知識。學習關於營養的知識，不管是對孩童、成人，不分男女，都是非常重要的事。

1.1　為何飲食很重要？

(1) 食物是生命的源頭

首先來聊聊基本的話題，為何我們要吃飯？包含人類在內的動物，

每天都食用各種食物。

如果不進食，就會肚子餓，身體逐漸虛弱，最後會死亡。這是因為生命活動所使用的能量，或構成身體的物質，都是以食物中含有的成分為材料所製造的。

我們人類將植物和其他動物所創造的複雜物質（成分）當成食物攝取，經由消化逐漸轉變成更小的物質，並且吸收，轉變成人類所需的物質再加以利用。另外，為了使體內發生的種種反應順利進行，我們也須要從食物中攝取必要的物質。因此，人類不攝取食物就無法生存。

這好比汽車沒有汽油就無法行駛，同樣地人類沒有食物也無法存活。

(2) 何謂營養素？

生物為了存活，將生存所需食物中的成分，經體內消化吸收，被代謝利用的成分稱為營養素，而人體所利用的部分稱為營養。營養素有碳水化合物（醣類）、脂質、蛋白質、無機物（礦物質）、維生素，一般稱之為五大營養素（p.50）。此外，膳食纖維的各種生理機能非常明

COLUMN You are what you eat !

人體的構成成分與飲食的成分，分別分成碳水化合物（醣類）、脂質、蛋白質、無機物（礦物質）、維生素，儘管構成比率不同，仍然可以得知是由相同成分所構成（圖）。

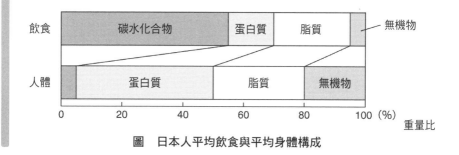

圖 日本人平均飲食與平均身體構成

顯，因而受到矚目。另外，對生物而言，水和營養素同樣重要。不僅如此，有助於我們健康的各種微量食品成分（多酚等）也頗受關注。我們人類若不攝取食物和水就無法生存。

花梨：「媽媽，我知道不吃飯就不能存活，可是我覺得一天用不著吃三餐，隨便吃點東西填飽肚子不就好了？一碗白飯配上香鬆就行了吧？」

康子：「這樣營養會不均衡，對健康不好喔。像這樣餐桌上擺滿料理，也是考量到健康與美味而下了許多工夫，並不是出自於我的興趣才這麼做的。白飯、味噌湯、肉類、沙拉，都分別有它們的作用喔。」

1.2　平日攝取的飲食

　　我們每天的餐桌上都排滿了形形色色的料理（圖1.1）。另外，近年來，除了圍著餐桌所吃的一日三餐與零食，在各種場合吃下各種食品的機會也增加了。我們在日常生活中食用的食物有哪些呢？

　　餐桌上擺了**「主食、主菜與副菜」**。飯後甜點、下午的點心等零食則有**牛奶、乳製品或水果**。

　　長大成人後的飲食生活中，身體可以藉由三餐飲食攝取到必須且充分的營養素，因此現代一般人的生活節奏，一日三餐的飲食已是固定形式。不包含三餐在內，我們其他時間亦藉由攝取各種飲食，在體內吸收多種營養素與食品成分。這些食物大致可以分成主食、主菜、副菜、牛奶、乳製品和水果。此外還有點心類、飲料等增加享用樂趣的食品。此外，近年來各種食品成分經過持續研究，現今大街小巷已充滿了各式富含這些成分，並有助於增進健康的機能性食品。

(1) 主食

　　主食就是每次飲食不可缺少的白飯與麵包等，通常在一餐中攝取的

圖1.1　餐桌上的料理（食品）範例

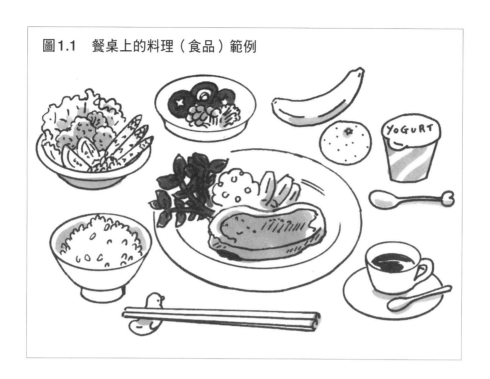

分量最多。除了白飯與麵包，蕎麥麵、烏龍麵、義大利麵等麵類；麥片、年糕等食品也經常當作主食。「食材」則是以米、小麥、大麥等穀類為主。

　　在日本最受喜愛的主食就是白飯。和其他食物相比，白飯最大的特色就是可美味搭配日式、西式、中式等多種菜色。

　　主食食物中含有最多的共通營養素，就是碳水化合物（醣類）。

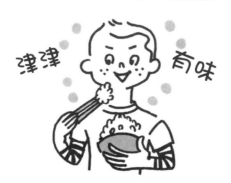

(2) 主菜

　　主菜就是主要的配菜。經常使用肉類、海鮮類、蛋類、大豆及大豆製品，它們含有最多的共通營養素是蛋白質。其他含有蛋白質的食物雖然也為數不少，但主菜使用的食材，尤其富含優質的蛋白質。

● 主菜使用的主要食材

　　肉類經常食用的有牛肉、豬肉、雞肉、鴨肉與羊肉等。肉類依照種類與部位（里肌肉、菲力等），脂肪的含量有相當大的差異。無機物與維生素的含量也各有特色。

　　海鮮類有魚類、魚卵、蝦子與螃蟹等甲殼類、貝類。魚類有鮪魚等紅肉魚；鯛魚、比目魚等白肉魚；沙丁魚、秋刀魚等青皮魚，種類眾多，脂質、無機物與維生素的含量各有差異。

　　蛋類中最常食用雞蛋，還有鵪鶉蛋與鴨蛋等。

　　至於**大豆、大豆製品**，有豆腐、納豆、炸豆腐、油豆腐與凍豆腐等常見食品。

花梨：「我以為主菜是指蔬菜，原來是配菜啊。」

康子：「還有副菜喔。主菜是主要的配菜，副菜是次要的配菜。然後，『主菜』與『副菜』合稱為『副食』。」

花梨：「好多詞語都很陌生呢。」

(3) 副菜

　　副菜是搭配的配菜或盛在較小容器裡的配菜。蔬菜類、菇類、海藻類、薯類是主要食材。做為副菜料理的食材種類非常多，各自含有的無機物（礦物質）、維生素等成分各不相同。因無機物、維生素的種類很多，副菜的重點在於可以吃到多種食材所做成的料理。

● 副菜使用的主要食材

　　蔬菜類分成富含胡蘿蔔素（p.90）的黃綠色蔬菜，及其他淡色蔬

菜。

　　黃綠色蔬菜有深綠、深紅與深橙等顏色，如菠菜、小松菜、青花菜、青椒、胡蘿蔔、南瓜、番茄等。淡色蔬菜有高麗菜、小黃瓜、蘿蔔、白菜等。根據食用部位可分成花菜類（青花菜等）、果菜類（番茄、小黃瓜、茄子、南瓜等）、莖菜類（蘆筍、蓮藕、竹筍等）、葉菜類（高麗菜、白菜、小松菜等）、根菜類（蘿蔔、胡蘿蔔、牛蒡等）。各自富含的無機物（礦物質）與維生素種類各異。

　　藉由溫室栽培，有不少蔬菜一整年都能吃到，不過因蔬菜有各自的產季，仍能體會到季節感所帶來的樂趣。

　　菇類的代表是香菇，而現在市面上亦有許多其他種類的菇類，如鴻喜菇、舞菇、杏鮑菇等。

　　海藻類常見的有裙帶菜、海帶、海苔等。

　　薯類之中，日本常吃的有馬鈴薯、番薯、芋頭、山藥等。薯類在日本經常做為副菜的食材，含有許多碳水化合物。而馬鈴薯在德國自古以來就被當成主食食用。

圖1.2　各種副菜

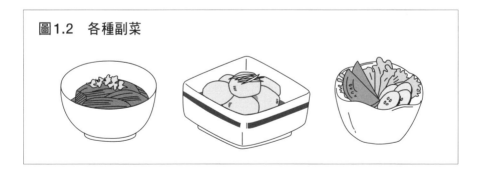

花梨：「花菜類與果菜類兩者的日文唸法（kasairui）一樣呢。好難懂喔。」

康子：「用漢字寫出來就清楚多了。」

花梨：「我都不曉得青花菜的食用部位是花苞。」

康子：「花椰菜也是花苞喔。」

Pick up 黃綠色蔬菜

所謂的黃綠色蔬菜，是提供胡蘿蔔素*的重要來源蔬菜。

表　黃綠色蔬菜一覽

蝦夷蔥	紫蘇（葉、籽）	薺菜	日野菜
明日葉	長豇豆	（油菜類）	廣島白菜
蘆筍	茼蒿	日本油菜	茄茉菜
菜豆（四季豆）	酸莖菜	西洋油菜	青花菜
菊苣	水芹	（韭菜類）	菠菜
（豌豆類）	塌棵菜	韭菜	水掛菜
豌豆苗	（蘿蔔類）	花韭	（鴨兒芹類）
豌豆莢	蘿蔔苗	（胡蘿蔔類）	原生種鴨兒芹
大阪白菜	葉蘿蔔	胡蘿蔔葉	關東種鴨兒芹
水松菜	蘿蔔（葉）	胡蘿蔔	關西種鴨兒芹
秋葵	（小白菜類）	金時紅蘿蔔	球芽甘藍
蕪菁（葉）	菜葉苗	迷你胡蘿蔔	紅蓼
（南瓜類）	小白菜	蒜薹	埃及國王菜
日本南瓜	高菜	（蔥類）	空心菜
西洋南瓜	楤芽	蔥	馬蘭頭
芥菜	青梗白菜	細蔥	魁蒿
茖蔥	筆頭菜	野澤菜	韭蔥
京都水菜	番杏	野蒜	（萵苣類）
芹菜	皇宮菜	白梗白菜	奶油萵苣
豆瓣菜	辣椒（葉、籽）	羅勒	葉萵苣
羽衣甘藍	（番茄類）	巴西里	紅葉萵苣
莢果蕨	番茄	（甜椒類）	芝麻菜
小松菜	小番茄	青椒	分蔥
山東白菜	地膚子	紅椒	
獅子唐青辣椒	長崎白菜	番茄甜椒	

註）依照食品類別排序。在以往歸類於「黃綠色蔬菜」的蔬菜中，另外根據「五訂成分表」，追加了每100g的可食部分裡含有600μg以上胡蘿蔔素的蔬菜。另外，食品的名稱由五訂成分表統一。

（出處：「五訂日本食品標準成分表」的使用說明注意事項。（2001年6月28日健習發第73號））

────────

* 胡蘿蔔素為維生素A的先質。參考p.88。

(4) 牛奶、乳製品

　　牛奶就是牛的乳汁。乳製品是指以牛奶為主原料的優格、起司、冰淇淋或脫脂牛奶等。起司方面，最近也有使用羊、山羊或水牛乳汁製成的種類，在日本被普遍食用。而鈣是其中含量最多的營養素。

(5) 水果

水果算是現代最有季節感的食品。常見的水果有橘子、蘋果、桃子、西瓜、葡萄、梨子、柿子、香蕉等，種類非常豐富，近年來經由進口能嘗到更多種類。水果富含水分與維生素類，其中含有許多維生素C。

(6) 其他食品

除了主食、主菜、副菜、牛奶／乳製品、水果以外，我們的飲食生活中還有許多種類的點心與飲料（咖啡、紅茶、綠茶、碳酸飲料、酒類等），雖然它們能豐富飲食生活，但必須注意攝取過量會危害健康。

動物性食品、植物性食品

所謂「動物性食品」是指以動物（包含海中生物）為來源的食品。而「植物性食品」是在土地栽種的食品。如果要以形象理解，動物性食品就是來自會動的生物。

（例）優格→牛奶→牛（牛會活動）

（例）麵包→小麥（小麥不會活動）

動物性食品與植物性食品分別含有許多不同的營養素，在日常生活中不妨搭配兩者一起食用。

1.3　可以只吃喜歡的食物嗎？

花梨：「分析一下平日的飲食，可以分成許多種類。不過這只是分類，哪一樣該吃多少並沒有一定的標準吧？」

康子：「雖然沒有規定一定的量，可是有些飲食方式更加健康喔。」

花梨：「思考這些問題感覺很麻煩耶……」

康子：「沒那回事喔。」

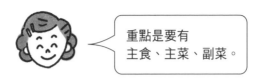

重點是要有
主食、主菜、副菜。

(1) 菜單的搭配方式　step1 ●備齊主食、主菜、副菜

　　營養素均衡的美味飲食是最棒的。想要製作營養素均衡的菜單，比較容易的設計方法是菜單要包含「主食、主菜、副菜」。另外，早中晚三餐裡分別含有「主食、主菜、副菜」也是重點（圖1.3①）。

　　首先決定（通常是）一種主食。接著思考主菜（一種就夠了）。主菜一餐的分量為18cm的盤子裝盛一半最為妥當。副菜則要考慮主食、主菜、水果、點心、飲料以外的料理，10cm的小盤子1～2盤最適合，而在主食與主菜略顯不足的鈣、鐵、維生素類，副菜也應儘量挑選能充分補給的食材。另外，副菜也有能讓飲食的色彩與味道增添變化的功用。

　　若以便當盒來思考，主食、主菜、副菜的分量示意圖正如圖1.3②。

圖1.3　備齊主食、主菜、副菜

① 飲食生活方針

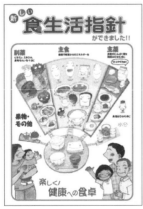

② 便當盒的分配

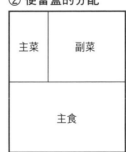

主食：便當盒約1/2分量
主菜：便當盒約1/6分量
副菜：便當盒約2/6分量（約主菜的2倍）

⬆①飲食生活方針的傳單（厚生省〈現為日本厚生勞動省〉，2000）。
所謂飲食生活方針，乃具體揭示國民在日常生活中「應如何攝取多少分量的食物」之指導原則（參照 p.232）。

(2) 菜單的搭配方式　step2 ●讓飲食更豐富

妥善準備主食、主菜、副菜就能將營養素調整均衡，為了增添享用的樂趣和餘裕，加一道湯類、水果、乳製品、醬菜、飲料，不僅會讓菜單更豐富，營養層面也會提升。（不過若攝取過多，反而會打亂營養素的平衡。）

在前一晚稍微準備早餐

一般而言在早晨忙碌的時刻，要準備「主食、主菜、副菜」非常困難。實際上不吃早餐、只吃主食的情況很常見，現在仍有不少問題。若在前一晚花點時間與工夫，早餐也能有齊全的「主食、主菜、副菜」。

(3) 食品的挑選方式　其一 ●分成群組

除了均衡攝取上述的「主食」、「主菜」、「副菜」等，還有將食品分成幾個群組再搭配組合的方法。

● 三色食品群（表1.1）

依據食物所含有的營養素特徵，可分成紅色、黃色、綠色三種。紅色是造血長肉的食品群，黃色是維持力量與體溫的食品群，綠色則是調養身體的食品群。完整攝取紅色群組、黃色群組和綠色群組，便能在一定程度上均衡攝取營養素。

表1.1　三色食品群

	食品	作用	營養素
紅色群組	海鮮、肉、豆類、奶類、蛋	造血長肉	蛋白質、脂質、 維生素B_1、B_2、鈣
黃色群組	穀物、砂糖、油脂、薯類	維持力量與體溫	碳水化合物、脂質、 維生素A、B_1、D
綠色群組	綠色、淡色蔬菜、 海藻、水果、菇類	調養身體	胡蘿蔔素、維生素C、 鈣、碘

● 六大基礎食品群

　　下圖依照食品含有的營養素種類分成六大食品群，並搭配標示出每日應攝取的營養素與富含它們的食物。第一類是優良的蛋白質來源；第二類是鈣的主要來源；第三類主要是提供胡蘿蔔素黃綠色蔬菜；第四類是黃綠色蔬菜以外的蔬菜與水果，是各種維生素的主要來源；第五類是富含能量來源碳水化合物（醣類）的食物；第六類是油脂類。「六大基礎食品群」在家事科教育中也沿用已久，並且廣為人知。

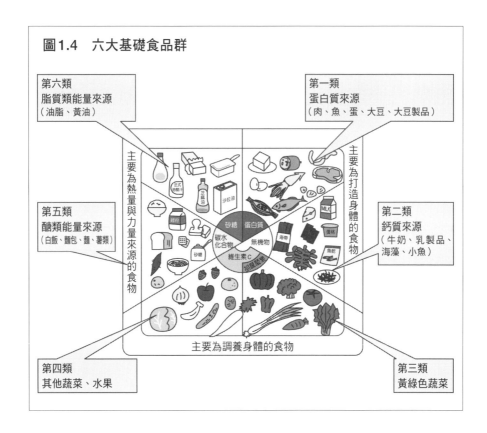

圖1.4　六大基礎食品群

第六類
脂質類能量來源
（油脂、黃油）

第一類
蛋白質來源
（肉、魚、蛋、大豆、大豆製品）

主要為熱量與力量來源的食物

主要為打造身體的食物

第五類
醣類能量來源
（白飯、麵包、麵、薯類）

第二類
鈣質來源
（牛奶、乳製品、海藻、小魚）

砂糖　蛋白質
碳水化合物　無機物
維生素C　胡蘿蔔素

主要為調養身體的食物

第四類
其他蔬菜、水果

第三類
黃綠色蔬菜

(4) 食品的挑選方式　其二●多吃不同種類食物

● 一天30種！

　　一天飲食中食用合計30種以上不同的食材，營養素便能維持均

衡。飲食是每天的大事，應快樂享用、變化豐富。早餐的主菜若是「大豆製品」，中午就吃「蛋」，晚上吃「魚」；星期天晚餐的主菜若是「肉類」，星期一晚餐的主菜就吃「魚」、星期二吃「大豆製品」、星期三吃「蛋」、星期四吃「魚」等，別讓主菜的食材重複。

花梨：「感覺是吃很多對身體有益的食物就行了。這樣不會吃太多嗎？」

康子：「的確如果每樣都吃，或許會食用過量。針對營養師等專業人士的需求，國家列出了哪些營養素應攝取多少的標準（p.41）。不過一般人想要活用會有點困難。關於熱量是否攝取過量，單純看體重的增減就會明白了。」

花梨：「對了，我看電視廣告都會介紹有益身體、有益健康的飲料或食品。那是什麼特別的東西嗎？」

康子：「所謂『有益身體』也有分各種等級，而這些食品依照國家標準分成好幾種類型。」

COLUMN　以體重的增減決定食量

　　成人以相同條件（例：每週一早上，起床上過廁所之後）定期測量體重，就能知道食量是否恰當。消耗熱量與攝取熱量若相等，體重就會維持不變。消耗熱量若大於攝取熱量，體重就會減少，小於則會體重增加。在發育期間也能以此確認是否順利發育（體重的增加是否合乎標準）。

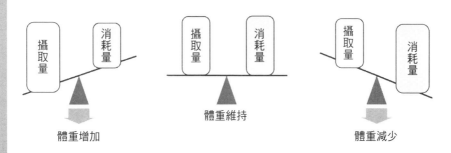

▶測量體重後，便能得知熱量的平衡。

圖　決定食量的方式

1.4　機能性食品

　　近年來具有各種機能的食品成分被發現（p.106），與健康潮流兩相結合下採用了「機能性食品」這個概念。

(1) 保健機能食品

　　保健機能食品必須經過國家許可，並依照其食品目的、食品機能等差異，劃分成「特定保健用食品」、「營養機能食品」、「機能性標示食品」三大類（圖1.5、表1.2）。民眾對於食品機能的要求變得更複雜且多樣化，在業者開發各式各樣不同機能的新食品時，有愈來愈多的消費者期望能夠提供適當的食品相關資訊；或是經常發生因食品的標示方式不當、食用不當所造成的健康危害，和消費者客訴的情況。有鑒於以上的情況，並考量到消費者可依據正確的資訊而有更多的選擇，因而制定出此制度。

● 特定保健用食品

　　含有對身體的生理學機能與生物學活動造成影響的保健機能成分，在飲食生活中因特定的保健目的而攝取，並可望藉由攝取達成保健目的之食品（圖1.6①）。食品若想做為特定保健用食品販售，其生理機能與特定保健機能的有效性與安全性等，皆須個別獲得國家審查許可（核准）。表1.3列出了特定保健用食品的例子。

● 營養機能食品

　　目的在於補給、補足使身體健全地成長發展，並維持健康所需的營養成分（無機物、維生素等）。由於高齡化或飲食生活紊亂，在難以維持正常的飲食生活，且無法攝取一日所需的營養成分的情況下，以補給、補足營養成分為目的所攝取的食品。若想以營養機能食品的名稱販售，必須符合國家制定的規格標準，若符合規定便不須向國家機關申請許可或申報，可逕行製造與販售。此類食品並無許可標章。

圖1.5 食品、所謂的營養食品與醫藥品

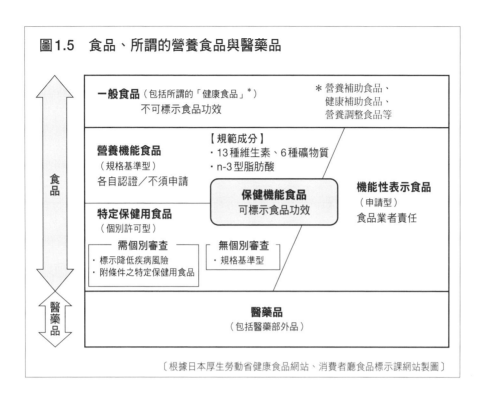

〔根據日本厚生勞動省健康食品網站、消費者廳食品標示課網站製圖〕

表1.2 保健機能食品制度

	制度		規範食品與其形狀	標示內容
機能性標示食品	**申請型**（若要符合一定的必要條件，則要標示食品業者責任） 申請單位：消費者廳		含生鮮食品在內的所有食品。但特別用途食品（含特定保健用食品）、營養機能食品、含酒精飲料，以及脂質、膽固醇、醣類（單醣或雙醣，限非醣醇之醣類）、鈉含量過高之食品除外。	具有科學依據之機能性，食品業者須負擔標示責任（標示出各項機能的每日足夠攝取量之相關成分含量、食用方式、注意提醒事項、食品業者聯絡方式等）
營養機能食品	**規格基準型**（自我認證） 國家訂定之基準		· 一般食品的形狀（加工食品、生鮮食品） · 錠劑、膠囊等形狀	· 依國家規定的方式標示出營養機能 · 內含營養成分與熱量 · 標示注意提醒
特定保健用食品	**個別審查許可型** 由國家進行審查，經消費者廳長官之許可	無個別審查	一般食品（加工食品）	
		須個別審查		· 標示營養成分 · 標示特定保健的用途（標示營養成分功效） · 標示注意提醒

表1.3　特定保健用食品的例子

・調整腸胃的食品（含有寡醣的食品、含有乳酸菌的食品、含有膳食纖維的食品）
・適合高膽固醇者的食品
・血壓偏高者的食品
・幫助吸收礦物質的食品
・不易造成蛀牙的食品
・開始注意血糖值者的食品（緩和糖分的吸收）
・飯後血清中性脂肪值不易上升的食品

● 機能性標示食品

根據新增的制度所訂立，可以標示機能性的食品。

以確保安全性為前提，企業須負擔標示責任，並依照食品標示基準，及基於科學科據，標示出其食品所具有的機能性（有助於維持及增進健康，可以期待達成特定保健目的之功能）。

在販售前，會將與安全性及機能性之根據相關等資訊，呈送給消費者廳長官審核，而不是獲得個別許可。

(2) 健康食品（健康補助食品）

目前沒有定出健康補助食品的定義，但健康食品其實有非常多種類。一般是指用於保健與維持健康目的，與一般食物不同形狀（膠囊狀、粒狀、飲料型態等），為口服攝取的類型，並被分類為一般食品。

另外，公益財團法人「日本健康營養食品協會（JHFA）」針對「內含成分等製品規格」、「製造／加工等基準」、「正確標示」三個項目獨自進行審查，針對符合各項目規格基準之合格製品，協會會給予JHFA認定標章（圖1.6③右）以示許可。

小知識●〔健康食品〕1984年規定健康食品（與健康補助食品幾乎同義）為「補給營養成分，適合特殊保健用途，提供販售用的食品」。

圖1.6　食品的認定標章

① 特定保健用食品　　② 特殊用途食品　　③ 健康食品的認定標章

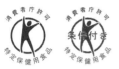　　

▶②的特殊用途食品標章在區分欄標示了嬰兒專用食品、孕婦及產婦專用食品、患者專用食品等符合其食品的特殊用途。

特殊用途食品

圖1.6②是特殊用途食品的標章。所謂「特殊用途食品制度」，是適合嬰幼兒發育、孕婦及產婦維持健康、患者恢復等特殊用途的標示許可制度。特殊用途食品有以下類型，若要將商品作為特殊用途食品販售，標示必須獲得國家許可。此外，此制度會隨著高齡化的進展、生活習慣病的增加、醫學與營養學的進步、營養機能標示制度的形成等狀況改變。而為了提供給目標對象適合營養管理的食品，自2009年4月1日起施行新制度。

特殊用途食品 ────┬── 患者專用食品
　　　　　　　　　　│　　　【許可標準型】
　　　　　　　　　　│　　　　　低蛋白質食品
　　　　　　　　　　│　　　　　去除過敏原的食品
　　　　　　　　　　│　　　　　無乳糖食品
　　　　　　　　　　│　　　　　綜合營養食品
　　　　　　　　　　│　　　【個別評價型】
　　　　　　　　　　│
　　　　　　　　　　├── 孕婦及產婦、哺乳媽媽專用奶粉
　　　　　　　　　　├── 嬰幼兒專用調整奶粉
　　　　　　　　　　├── 吞嚥困難者專用食品
　　　　　　　　　　└── 特定保健用食品

註）關於特定保健用食品，定位在特殊用途食品制度與保健機能食品制度這兩項制度。

　　此外，JHFA與一般社團法人「日本健康食品規格協會（JIHFS）」，則依據日本厚生勞動省有關健康食品品質「健康食品GMP（Good manufacturing practice）」的規範，對於該製造工廠是否有遵守GMP規範來進行審查，並針對通過審查之國內工廠所製造的健康食品給予GMP標章（圖1.6③右），顯示該食品從原料採購至製造、出貨的整個生產過程中，皆為安全製造且具有一定品質。另外，這些制度並不是由國家所制定的。

COLUMN　營養補給品

　　營養補給品這一詞廣為人知，這個名稱雖然廣泛地使用在各種食品上，卻沒有明確的定義。這個詞語的源自於英文Supplement（補足、追加之意）。

　　所謂營養補給品，可以指「以補足日常飲食生活中不易攝取的營養素為目的而攝取之食品」、「營養補助食品」。目前營養補給品的概念所涵蓋的對象，摻雜了保健機能食品（p.25），與所謂的健康食品。至於型態有五花八門，包含藥片型、飲料型、果凍型、點心類等食品類型。

食品的標示

調查
一下！

購買加工食品時，食品包裝上面會有各種標示。如標示應在期限前食用（寫有食用期限）的「保存期限」、標示在期限前食用最為美味的「最佳用期限」、「品質保持期限」，標示品質的JAS標章、特殊用途食品或特定保健用食品標章等。

另外還會記載哪些事項呢？營養成分會如何標示呢？此外所謂的營養補給品又有哪些標示呢？

JAS	JAS	JAS
JAS（日本農林規格）標章	特定JAS標章	有機JAS標章

圖　食品認定標章（2015年7月目前使用）

營養成分表　每一盒（50g）	
熱量	224kcal
蛋白質	3.5g
脂質	19.5g
碳水化合物	25.2g
鈉	0.1g

圖　營養標示的例子

註）此外，之前與食品標示有關的三項法規（食品衛生法、JAS法、健康增進法）已合而為一，為確保食品安全及確保消費者有適當的商品選擇機會，新的食品標示法自2015年4月1日開始施行。

此法規實施後，食品皆需根據食品標示基準（據食品標示法），記載品名（食品名稱）、原產地（生鮮食品）、原料名稱、過敏原（過敏物質）、基因改造標示（基改物品項、標示方法）、添加物、內容量、保存期限／賞味期限、保存方式、食品原產國（進口食品）、原料原產地（原料品項）、食品業者名稱與所在地、營養成分與熱量。不過，生鮮食品與加工食品則分別設有1年6個月與5年的標示寬限期。

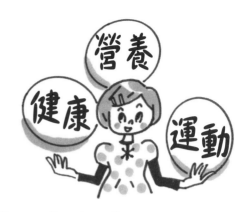

第2章

我們的飲食生活

花梨：「我已經知道有健康的飲食方式，也知道一些有益健康的補助食品。
可是健康究竟是什麼？沒有發燒、咳嗽就是健康嗎？或者沒有高血
壓就是健康嗎？」

康子：「嗯，若被問到健康是什麼，真的很難回答呢。」

2.1　思考健康

(1) 健康是指何種狀態？

　　所謂健康，在世界衛生組織（WHO）憲章定義為「沒患病、不虛
弱，在身體、精神、社會方面皆健全，可以適應生活。」此外也陳述：
「盡可能享受最高的健康水準，不分人種、宗教、政治信念、經濟狀
態，此乃人類的基本權利。」

　　健康與不健康（患病）非常難以、也無法劃出清楚的界線加以區
別。如圖2.1所示，以人類的健康要素與疾病要素形成的連續波譜來看，
依據兩者各自所占的比率來判斷有時健康、有時生病，這種想法較為妥
當。重要的是我們在日常生活中，應努力增加健康要素所占的比率。

　　生物體經常藉由調節機能巧妙地維持平衡與恆穩狀態（恆定狀
態）。這不只身體方面，在精神方面也是，皆經由自律神經系統與內分

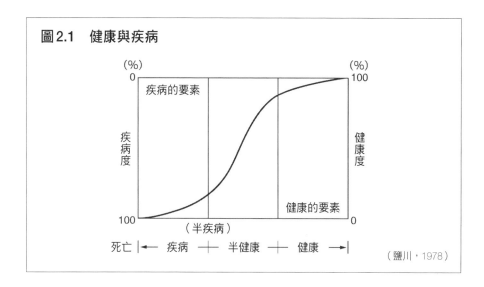

圖2.1　健康與疾病

疾病的要素

疾
病
度

半疾病

健康的要素

健
康
度

死亡 ┃◄── 疾病 ─┼─ 半健康 ─┼─ 健康 ──► ┃

（鹽川，1978）

泌系統的作用來調節，而當其調整至良好的狀態時就是真正的健康。

花梨：「這裡出現了比較艱澀的詞彙。總之，所謂的健康就是身心健全可以
　　　正常生活，我是這樣理解的。」

祖父：「健康長壽就是最大的幸福。」

花梨：「哎喲，爺爺突然冒出來，害我嚇了一跳。」

(2) 日本人的健康狀態

● 壽命延長　～超高齡社會的到來～

　　當今日本是世界第一的長壽國家，平均男性壽命約為80歲、女性
約為86歲（圖2.2）。根據推算，未來2020年每4人就有一位65歲以上
的高齡者，此外在2050年將是高齡化的高峰，推算每3人就有一位是高
齡者（圖2.3）。

　　高齡者人口比率增加的一大主因，在於出生率（合計特殊出生率：
一名女性一生的生育數）低落。由於這種狀況，現在日本成為少子高齡
社會（圖2.4）。

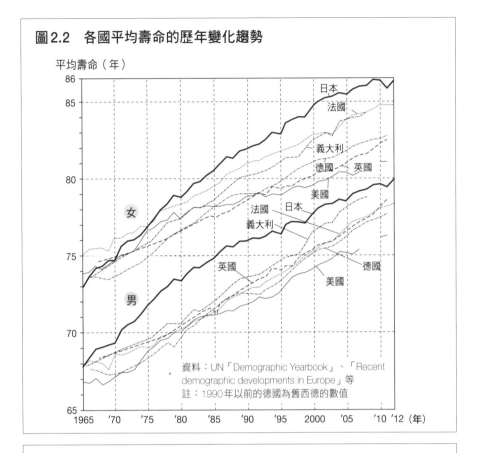

圖2.2　各國平均壽命的歷年變化趨勢

平均壽命（年）

資料：UN「Demographic Yearbook」、「Recent demographic developments in Europe」等
註：1990年以前的德國為舊西德的數值

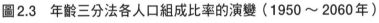

圖2.3　年齡三分法各人口組成比率的演變（1950～2060年）

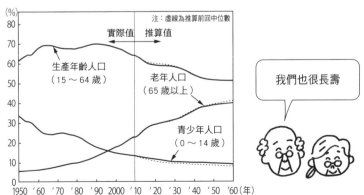

（資料　根據1955～2005年總務省統計局「國勢調查報告」、「人口推算」、2006年以後國立社會保障、人口問題研究所「日本未來推算人口〈2012年1月推算〉」所推算之中位數）

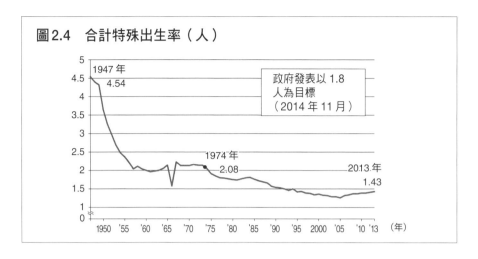

圖2.4　合計特殊出生率（人）

● 主要死因的演變

　　若觀察各死因死亡率這100年來的演變，會發現主要死因從感染症大幅轉變為所謂的慢性疾病。

　　第二次世界大戰停戰前（1945年以前），因肺結核、腸胃炎、肺炎、腦血管疾患所造成的死亡佔大多數，惡性腫瘤（所謂癌症）與心臟病造成的死亡較少。然而戰後肺結核、腸胃炎、肺炎造成的死亡急遽減少，主要死因的第一名從肺結核變成了腦血管疾患。另一方面，惡性腫瘤與心臟病造成的死亡人數在戰後急速增加，1980年代惡性腫瘤成為第一大死因，近年來心臟病位居第二，而腦血管疾患則緊接在後（圖2.5）。另外，近期高齡人口增加的影響，使得肺炎造成的死亡率逐漸攀升。而與飲食密切相關的生活習慣病，則占了主要死因的2/3以上。

　　同時，從主要傷病受療率的變化趨勢，可看出肺結核等傳染性疾病減少，另一方面高血壓性疾病、腦血管疾患、心臟病、糖尿病、惡性腫瘤等生活習慣病的受療率逐年增加。

過去稱為成人病的心臟病、高血壓、糖尿病、惡性腫瘤等，現在不只中老年人，連年輕人也會發病。由於發病原因與飲食習慣、身體活動狀況等生活習慣紊亂有密切關係，目前統稱為「生活習慣病」（p.189）。

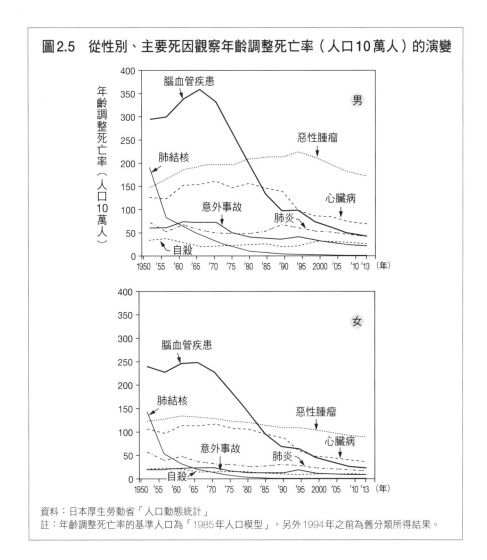

圖2.5　從性別、主要死因觀察年齡調整死亡率（人口10萬人）的演變

資料：日本厚生勞動省「人口動態統計」
註：年齡調整死亡率的基準人口為「1985年人口模型」。另外1994年之前為舊分類所得結果。

花梨：「喔，現在跟飲食生活有關的生活習慣病死亡率很高呢。話說我曾經看過傳單之類的寫有『小心代謝症候群』的標語，那個和生活習慣病也有關聯嗎？」

康子：「所謂代謝症候群的英文是metabolic syndrome。是內臟脂肪在體內累積過多的狀態，容易形成『高血壓』、『脂質異常症』或『糖尿病』等生活習慣病。這個部分之後會詳細說明。」

COLUMN　飲食生活的變遷

　　至今飲食生活的變化，大致可以區分為四個時期。①戰前（1945年以前）、戰中、戰後食物攝取不足的時代；②之後食物攝取穩定的時代；③歐美文化傳入造成飲食西化與食物過剩的飽食時代；④更進一步隨著加工食品、進口食品增加等造就中食、外食時代。

　　①戰前、戰中、戰後的時代：戰前、戰中、戰後根據配給制度，日常的食物及調味料採配給方式。也曾有用雜糧、薯類、豆類取代白米配給的時期，蔬菜、蛋、肉、魚等幾乎無法取得。因此，政府獎勵利用空地的家庭菜園與活用公共土地的菜園，並且指導如何確保各自的糧食。這是大多數人營養狀態都極度低下的時期。

　　②食物攝取穩定的時代：藉由施行營養師法[*1]與營養改善法[*2]，1947年以後飲食生活逐漸獲得改善，至1950年代中期之前是偏重於主食的時代。之後由於景氣上升，糧食不足的時代宣告結束。

　　③西化與飽食時代：之後推動所得倍增政策，家計寬裕，飲食生活產生了急遽變化。原以白米為主的主食型飲食生活，轉變為副食品多食型。到了1960年代，產生白米過剩的現象，原本需要進口的稻米，從1960年代後半轉為出口。在這個背景下，隨著景氣上升，麵包，蛋、牛奶、肉等動物性食品的引進也跟著增加，引發了飲食西化。從1960年代中期以主食為主的傳統型飲食生活，大幅轉變為副食品多食型的近代型飲食生活。

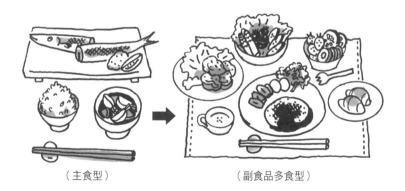

（主食型）　　　　　　　　（副食品多食型）

*1　營養師法（1947年～）：對於營養師及營養管理師的定義、證照、營養管理師國家考試、營養師及營養管理師培養設施所制定的法規。

*2　營養改善法（1952～2002年）：透過改善國民營養，以維持健康、提升體力、謀求增進福祉為目的所制定的法規。隨著健康增進法的制定而廢止。

接著，速食食品、冷凍食品登場，進入了各種食品能夠隨時輕易取得，食物過剩的飽食時代。另外隨著飲食西化，在1970年代中期，人們對於肉、乳製品、油脂類、果實等攝取遽增，脂肪的攝取增加到以往的2～3倍。此時期死因別死亡率的排名出現變化，由飲食生活和疾病的因果關係，可看出營養素的攝取不均衡。

　　④**外帶、外食時代**：不僅如此，由於核心家庭、老人家庭與獨居者增加，女性踏入社會、家庭樣貌的改變及近年的美食主義，使得飲食生活大為改變，外食的比例有逐年增加的傾向。速食食品與冷凍食品等半加工品增加，而便利商店的出現也使得調理食品無止盡地增加，中食[*3]產業急速成長。如今這個時代，家庭料理、與家人一起吃飯變得令人懷念。

*3　中食：指可帶回家裡吃的便當、調理麵包（三明治、披薩等）、麵類、配菜。

花梨：「欸，媽，那麼現在注意飲食過量是最重要的事吧？像是養成不吃晚
　　　飯的習慣……」
康子：「沒那麼簡單。飲食過量確實不好，可是營養不均衡也不恰當。當
　　　然，不吃飯對身體也不好喔。」

2.2　營養攝取量的演變

(1) 從國民健康、營養調查資料來看

　　我們的飲食生活會依時代的社會情勢而有大幅變化。隨著經濟發展，各種食品與料理大量出現，飲食相關服務也呈現多元發展。飲食與健康相關資訊豐富，每個人對於生活的意識也有所改變，飲食生活的風格也豐富多樣化。

　　日本為掌握日本人的飲食生活現況，並擬定今後的健康對策，自1945年以來，國家（現為日本厚生勞動省）實施了國民營養調查（現為國民健康、營養調查）。以各種主要營養素來檢視1945年以後的日本人飲食生活情況。

● 熱量攝取情況（圖2.6）

　　戰後每個時代熱量都攝取充足，從1960年代中期到1970年代，調查對象的平均攝取量達到高峰（2200 kcal／日／人）。近年攝取量減少則是因為健康觀念及年輕人減肥觀念的盛行。另外，若以平均攝取量觀察近年的充足情況，幾乎100％良好。然而，若詳細檢討充足情況，相對於「日本人的飲食攝取基準（p.41，舊稱營養所需分量）」，攝取熱量未滿80％的人占了1成以上的比率，超過120％的攝取過多者約2.5成，事實上，攝取狀態不恰當的人不在少數。這些從預防生活習慣病的層面來看，也是應改善的一大重點。

祖父：「在我年輕力壯時，壽喜燒是很豐盛的美食喔。」
花梨：「現在有人攝取過多，也有人攝取不足呢。」

● 蛋白質攝取量（圖2.7）

　　從1950年代中期的70g增加到1970年代中期的80g，之後幾乎維持一定分量。然而總蛋白質攝取量的動物性蛋白質比率，從1950年代中期的30％逐年增加到1970年代中期的50％，目前也緩慢增加當中。

● 脂質攝取量（圖2.8）

　　直到近期每年都急速增加。1950年代中期約20g的脂質攝取量，在1970年代中期急速增加到50g上下，現今則約60g。雖然熱量攝取量沒有太大變化，但是觀察熱量攝取的PFC比率（蛋白質、脂質、碳水化合物各個來源的熱量占總熱量的比率），可知脂質熱量比急速增加，另一方面，碳水化合物熱量比則是逐年減少。

● 碳水化合物攝取量（圖2.8）

　　正在逐年減少，原因在於蛋白質、脂質攝取量增加。脂質攝取量的增加、PFC比的變化、碳水化合物攝取的減少等，也被認為和疾病結構的改變，即惡性腫瘤與生活習慣病的增加有關。

圖2.6　熱量攝取量的歷年變遷

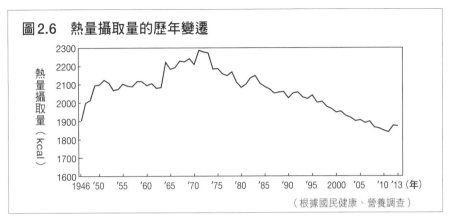

（根據國民健康、營養調查）

圖2.7　蛋白質攝取量的歷年變遷

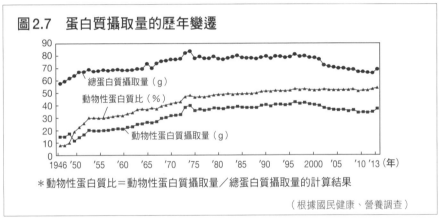

＊動物性蛋白質比＝動物性蛋白質攝取量／總蛋白質攝取量的計算結果

（根據國民健康、營養調查）

圖2.8　各營養素的熱量攝取構成比例（PFC比）的歷年變遷（1歲以上總數）

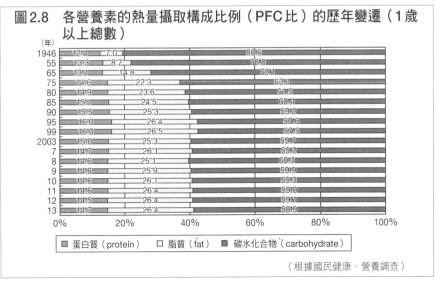

（根據國民健康、營養調查）

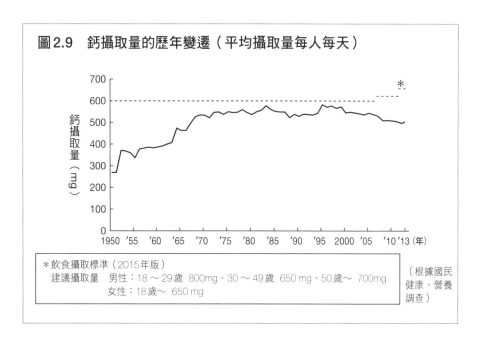

圖2.9　鈣攝取量的歷年變遷（平均攝取量每人每天）

*飲食攝取標準（2015年版）
　建議攝取量　男性：18～29歲　800mg、30～49歲　650 mg、50歲～　700mg
　　　　　　　女性：18歲～　650 mg

（根據國民健康、營養調查）

● 鈣攝取量（圖2.9）

　　人們歷經所謂的飽食時代已很長一段時間，但鈣攝取量在調查對象的平均攝取量中，是目前唯一未達飲食攝取基準的營養素。依個別充足情況觀察，現今鈣不足者的比率極高，此外年輕族群的攝取也明顯不足。骨質疏鬆症為生活習慣病的一種，與我國的鈣攝取不足有密切關聯。

● 其他無機物及維生素攝取量

　　除了鈣以外，大部分的維生素、礦物質，若個別以平均攝取量來看，在1975年以後幾乎都很充足。

　　若依年代、性別詳細觀察，小學高年級到高中年齡層的男性有鐵質不足的傾向，小學高年級到40幾歲女性鐵質攝取亦明顯不足。

　　另外，有時可見各年齡層維生素A、B₁、B₂不足的情況。但若去除營養補給品等攝取量，維生素類的不足便時有所聞。

● 食鹽攝取量

　　觀察歷年鹽分攝取的變遷，雖有中途增加、持平的時期，之後卻逐

漸減少，並未達到目標數值。此外，從預防高血壓的觀點來看，男性的食鹽攝取應以8.0 g/日以下為目標，女性則為7.0 g/日以下。

● **其他飲食生活上的問題**

　　若排除營養素等攝取情況過與不及的問題，現今仍存在著各種飲食生活上的問題。例如外食率的增加、不吃早餐、不規律的生活、運動量低落等，這些都是造成營養素攝取不均衡及生活習慣病的原因。

> 「食物」是生命與健康的來源，為了度過充實的一生，必須學習飲食生活相關的正確知識，並加以實踐。

2.3　該吃多少的基準

　　人類為了生存，必須從飲食中攝取各類營養素所需的分量。某種程度上，能夠掌握在發育期是否適當發育與發展、成人的體重有無增減等，其飲食所必須攝取的分量。然而對於多數的無機物與維生素，我們很難得知究竟是充足、不足或過分攝取。

　　在我們的生活中，充滿了許多教導如何擁有健康飲食生活的資訊。像是指出哪個時期哪些營養素該攝取多少？或者飲食中主食、主菜、副菜該攝取到何種程度？這些資訊可從「日本人的飲食攝取基準」和「飲食均衡指南」之中取得。

花梨：「咦？剛才提到了六大基礎食品群，這次是不同的標準嗎？」

康子：「尤其是『日本人的飲食攝取基準』，與其說是讓一般媽媽活用，更適合讓營養管理師等專業人士運用。這是相當精細的標準。」

(1) 日本人的飲食攝取基準[1]

　　「日本人的飲食攝取基準乃為維持、增進國民的健康，指示應攝取的熱量及營養素分量的基準。」不只預防熱量及營養素的缺乏症，也為預防過度攝取所造成的健康障礙。此外，2015年版除了預防生活習慣病的發病，還追加了預防重症化之目的。適當攝取各種營養素，指的是各類營養素被攝取後可以相輔相成，在維持、增進健康與預防疾病時能發揮重要作用。另外，我們對於大部分的營養素，通常很難自覺到攝取不足、過多或不均衡。正因如此，設定適當攝取標準可謂意義重大。

　　日本每5年會改訂飲食攝取基準（舊稱營養所需分量），以求符合當代的飲食文化。現今已針對蛋白質、脂質熱量比率、碳水化合物、膳食纖維、鈣／鐵／鎂／鈉（食鹽）等13種礦物質、維生素A、D、E、K、B_1、B_2、C等13種維生素，設定了飲食攝取基準。

　　至於熱量的參考標準，依據各年齡、性別、身體活動等級標示出估計能量需要量（EER）。而其他各種營養素，也依各年齡、性別標示出適當的估計平均需要量（EAR）、建議攝取量（RDA）、足夠攝取量（AI）、上限攝取量（UL）、目標攝取量（DG）（圖2.10、表2.1）。

　　此外，熱量會藉由其攝取與消耗，使得體格（body mass index：BMI）有所變動，從維持、增進健康、預防生活習慣病的觀點來看，光是均衡、充分補充所需的熱量攝取仍不足夠，由於維持目標BMI的熱量攝取量（熱量消耗量）十分重要，因此BMI被用來當成指標（圖2.11，參照卷末附表2「飲食攝取標準熱量」）。

小知識●〔專家的標準與一般的標準〕　實際上，活用「日本人的飲食攝取基準（舊稱日本人的營養所需分量）」的人大多是營養師或營養管理師，並以此為基礎作為規定小學等營養午餐的標準。而「飲食均衡指南」，則是為了讓一般人能夠自己維持健康的飲食生活，而提出能評價、改善自己飲食生活的指導方針。

1　國人請參考衛福部「國人膳食營養素參考攝取量」

圖2.10　理解飲食攝取基準各項指標（估計平均需要量、建議攝取量、足夠攝取量、上限攝取量）的模式圖

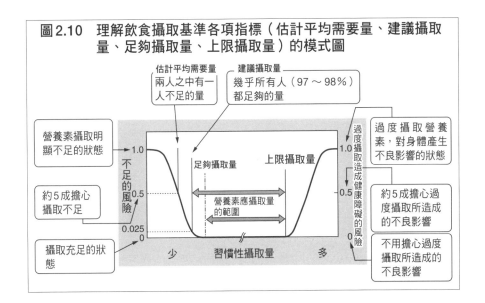

表2.1　營養素的設定指標

估計平均需要量 （EAR：estimated average requirement）	某個母群體之中平均需要量的估計值。於某個母群體中，估算出可滿足50%的人一日所需的攝取量。
建議攝取量 （RDA：recommended dietary allowance）	某個母群體之中，估算出可滿足大多數人（97～98%）之一日所需的攝取量。（理論上以「估計平均需要量＋標準偏差的2倍（2SD）」計算）
足夠攝取量 （AI：adequate intake）	當無法獲得充分的科學證據來計算出估計平均需要量及建議攝取量時，可使特定群體的每個人足夠維持在一定營養狀態的攝取量。在特定群體中，此數值幾乎無法觀察到營養攝取不足的人。
上限攝取量 （UL：tolerable upper intake level）	設定對於健康不會造成危害風險，且可習慣性攝取的最高劑量。若攝取超過上限，將會提高因過度攝取所造成的潛在性健康障礙風險。
目標攝取量 （DG：tentative dietary goal for preventing life-style related diseases）	以預防生活習慣病為目的，應做為現在日本人當前目標的攝取量。

（日本人的飲食攝取基準〈2015年版〉，日本厚生勞動省，摘要。國人請參考衛福部「國人膳食營養素參考攝取量」）

圖2.11　呈現熱量收支平衡與體重關係的浴缸模型

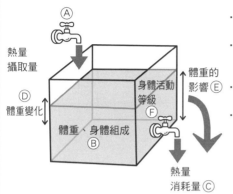

- 在裝了水的大浴缸（Ⓑ）持續注入水（Ⓐ），同時排水（Ⓒ）。
- 注水量與排水量的過多或不足，在短期內水深都會出現變化（因熱量收支平衡使體重改變，Ⓓ）。
- 另一方面，水深（水壓）亦會影響到排水量（熱量消耗量由體重決定，Ⓔ）。
- 減少注水量水深會降低，但是並非無止盡地降低而變成零。因水深降低會使排水量減少，所以降低至一定程度後，排水量會與注水量相當，因此呈現平衡狀態（限制熱量攝取量，起初體重會減少，體重減少後熱量消耗量也會減少，減量至一定程度後會使熱量收支為零，體重便會呈現穩定）。

- 排水管的水龍頭（Ⓕ）表示身體活動等級。亦即體重Ⓔ與身體活動等級Ⓕ決定了熱量消耗量。
- 這個模型中，當體重、熱量攝取量、熱量消耗量的其中兩項決定後，剩下的一項也會決定。因為熱量攝取量的管理與體重管理相等，所以維持目標體重所需的熱量攝取量會與熱量消耗量（身體活動等級）息息相關。

（根據日本營養師會雜誌，57〈10〉、726、2014引用、部分變更）

▶也請參照p.23 COLUMN。

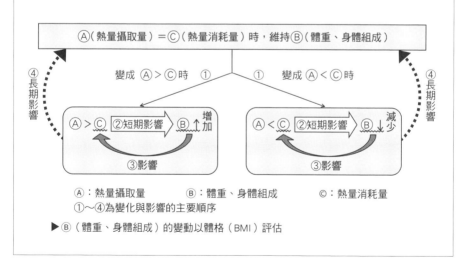

Ⓐ：熱量攝取量　　　Ⓑ：體重、身體組成　　　Ⓒ：熱量消耗量
①～④為變化與影響的主要順序

▶Ⓑ（體重、身體組成）的變動以體格（BMI）評估

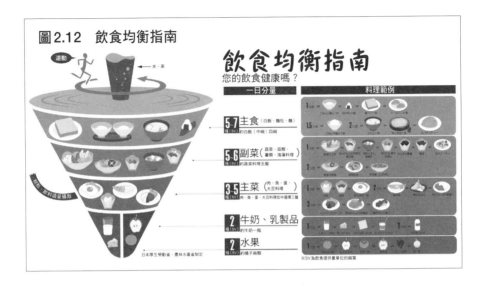

圖2.12　飲食均衡指南

(2)飲食均衡指南

　　2005年6月，日本厚生勞動省與農林水產省聯合發表了所謂的飲食指南「飲食均衡指南」（圖2.12）。

　　「飲食均衡指南」是讓生活者在實際飲食生活中，能實踐飲食攝取基準，另外也當作檢視自己生活的機會，是為了讓更多人運用而製作。而「飲食均衡指南」的插圖正是攝取均衡飲食的指南。基本上將料理區分成「主食、主菜、副菜、水果、牛奶與乳製品」等五大類，各個分類標示出一天可攝取的料理組合與大約分量，以做為健康飲食方式的一項指導方針。

花梨：「總覺得飲食攝取基準很困難耶。」

康子：「是啊，一般家庭只要參考飲食均衡指南就行了。」

●●●

花梨：「營養與健康的關係十分密切。不過反過來說，只要確實攝取營養就能常保健康了吧。」

康子：「光靠營養素的攝取方式還不夠，還得注重飲食安全。有時候也會有

　　　　『飲食所引起的健康危害』喔。」

花梨：「是指吃到難吃食物的時候嗎？」

康子：「我指的不是那個，是食物中毒喔。」

2.4　飲食生活的安全管理：食物中毒

　　經由食物感染的疾病，原則上視為「食物中毒」來處理。根據「日本厚生勞動省食物中毒統計」，食物中毒的分類如表2.2。

　　以前歸類於傳染病的霍亂弧菌、志賀桿菌、傷寒沙門氏菌、A型副傷寒桿菌等感染症，在新感染症法（1999年4月施行）的契機下歸類成食物中毒（1999年12月）。

　　造成食物中毒的細菌中，其發生件數最多者為曲狀桿菌、沙門氏菌、諾羅病毒；感染人數較多的則為諾羅病毒、沙門氏菌、產氣莢膜芽胞梭菌期。取代了以前發生件數、患者數最多的沙門氏菌與腸炎弧菌，近期曲狀桿菌與諾羅病毒有增加的趨勢。

(1)細菌性食物中毒

●病原性大腸菌O-157

　　經由O-157創造的Vero毒素，引起腸道出血性大腸桿菌感染症。會出現腹痛、頭痛、發燒等症狀，幼兒與高齡者有時會併發溶血性尿毒症，且有致死的可能。常見於食用了遭到汙染的肉類後引起。因細菌以75℃加熱超過1分鐘就會死亡，所以只要充分加熱就不成問題。

●腸炎弧菌

　　腸炎弧菌造成的食物中毒很常見。特徵是上腹部疼痛與下痢，主要由生食近海海鮮類、加工品與醬菜而感染。在沒有鹽分的地方不易繁殖，所以用淡水清洗海鮮類很有效。在10℃以下的低溫不易繁殖，且經不起酸性物質。

●沙門氏菌

　　沙門氏菌食物中毒近年逐漸增加。若吃下帶有沙門氏菌的肉類、蛋，或是食物在處理過程中遭受汙染便會易引起。會出現腹痛、嘔吐、下痢、發燒症狀。食品經過充分加熱就能預防。

表2.2　食物中毒

細菌性食物中毒	感染型（沙門氏菌、腸炎弧菌等） 毒素型（葡萄球菌等）
病毒性食物中毒	諾羅病毒
寄生蟲性食物中毒	胃線蟲、條蟲類等
天然毒素中毒	河豚、毒菇等
化學性食物中毒	重金屬、農藥等

●金黃色葡萄球菌

　　經由葡萄球菌製造的腸毒素引起的食物中毒，症狀是腹痛、下痢、嘔吐。腸毒素很耐熱，加熱後仍會殘存而有食物中毒的危險性，所以應將食品冷藏，避免葡萄球菌增殖。此外，腸毒素一旦產生經由一般加熱便無法消除毒素。手指與臉上化膿的人，應儘量避免烹調食物。

細菌性食物中毒的預防方法

　　除了夏天，梅雨季、秋天也是較常發生食物中毒的季節。藉由「不讓細菌附著、繁殖，並滅菌」的方法，來預防食物中毒。

清潔：養成洗手的習慣。尤其碰過魚、肉要立刻洗手。用過的調理器具要立刻清洗。刷子、海綿要清洗乾淨，確實晾乾。

迅速：買回家的食材要馬上正確地保存。尤其肉、魚、牛奶、乳製品要立即放進冰箱。煮好的料理要儘快食用。大量製作時要迅速冷卻、冷藏、冷凍，並且盡快調理。煮到一半中斷時，要避免在室溫下保存。

加熱：只要不會減損美味，就應充分加熱。暫時保存的食品，要將食品加熱到內部熟透。調理器具也要適當地加熱消毒。

食品的保存

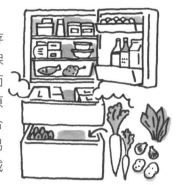

　　維持食品鮮度的保存非常重要。每種食物適於保存的溫度都不同。冰箱保存對所有食物而言不一定是良好的保存方式。如果食品原產地是炎熱的地區，這種食品大多不適合放進冰箱，有些蔬菜會因低溫凍傷。另外，蔬菜以在土裡生長時的方向保存，或者根菜類帶著泥土保存也會比較持久。

(2)天然毒素食物中毒

　　河豚、毒菇等含有的成分所引起的中毒，甚至有致死的可能。

(3)化學性食物中毒與似過敏症食物中毒

　　農藥殘留或調理器具、餐具類因某些理由溶出有害金屬或化學物質而引起中毒。另外，飲用不良的酒類而造成甲醇中毒也時有所聞。此外，食用鮪魚或鯖魚時，有時會因組織胺而引起似過敏症食物中毒。

小知識●〔食品添加物〕　食品衛生法中定義為「在食品製造過程中，或在食品加工與保存的目的下，以添加、混合到食品中的方法所使用的物質」。食品添加物在日本分成，由日本厚生勞動大臣確認安全性及有效性而指定的「指定添加物」（449種，2015年9月時）；做為天然添加物於使用後被認可其實際成效，且確定的種類為「既有添加物」（365種，2014年2月時）；「天然香料」與「一般飲食物添加物」。

Part 2

食品的主要成分與作用

我們所食用的食物中含有各式各樣的成分，除了以往熟知的營養素與水分外，食物中還包含了其他多種成分。人們也漸漸地更清楚，這些營養素與其他成分在人體中扮演的角色等等。在 Part2 中，我們要來看看食物中的成分，以及這些成分在人體中都扮演了哪些角色。

★p.115中整理出了各種營養素消化、吸收、代謝的整體面貌。

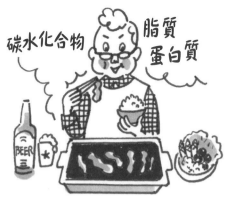

第**3**章

三大營養素

健太：「打完高爾夫去吃燒肉真是太美味了。肉的胺基酸對於運動受傷的肌肉很有效，還有啤酒實在太棒了。」

康子：「孩子的爸，別老是只顧著吃肉，蔬菜也要吃啊。」

健太：「也對，要吃蔬菜攝取維生素……」

康子：「今天要聊許多知識。那麼也順便確認一下，讓我們來聊聊食物所含有的具體成分吧。」

3.1　營養素的分類

　　營養素大致區分成五種（圖3.1），分別為碳水化合物（醣類）、脂質、蛋白質、無機物（礦物質）、維生素。一般稱之為五大營養素。

　　營養素具有與維持生命相關的三大作用，亦即「產生熱量」、「構成身體成分」、「調節身體機能」。做為熱量來源的營養素為碳水化合物（醣類）、蛋白質與脂質，這些對身體而言極為重要，且須大量攝取，因此稱為三大營養素。構成身體的成分為蛋白質、脂質、無機物（礦物質）。另外，調節身體機能的成分為蛋白質、無機物（礦物質）與維生素。

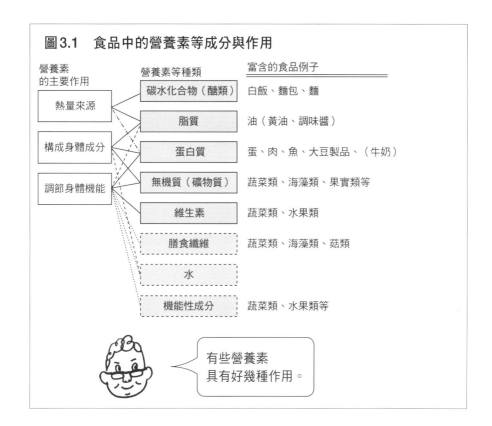

圖3.1　食品中的營養素等成分與作用

營養素
的主要作用　　　營養素等種類　　　富含的食品例子

熱量來源

構成身體成分

調節身體機能

碳水化合物（醣類）	白飯、麵包、麵
脂質	油（黃油、調味醬）
蛋白質	蛋、肉、魚、大豆製品、（牛奶）
無機質（礦物質）	蔬菜類、海藻類、果實類等
維生素	蔬菜類、水果類
膳食纖維	蔬菜類、海藻類、菇類
水	
機能性成分	蔬菜類、水果類等

有些營養素
具有好幾種作用。

3.2　碳水化合物（醣類）

(1)何謂碳水化合物（醣類）？

　　我們攝取最多的營養素就是碳水化合物（醣類）。構成碳水化合物的元素為碳（C）、氫（H）、氧（O），通式為 $C_nH_{2n}O_n$，或是以 $C_m(H_2O)_n$ 來表示。碳水化合物大多是植物利用陽光的能量，從二氧化碳與水製造累積而成。

(2)碳水化合物（醣類）的種類

　　碳水化合物的分類可依照構成分子的數量，分成單醣類、寡醣類（寡醣，p.109）、多醣類。

COLUMN　**碳水化合物 v s 醣類**

　　有時，碳水化合物與醣類會被當成同義詞使用，但是嚴格來說並不相同。碳水化合物≒醣類才是正確的說法。所謂醣類，是碳水化合物之中，能藉由人類的消化酵素消化，然後被吸收，做為熱量來源使用的物質。因此像膳食纖維（參照p.100）等難消化性醣類，雖然也屬於碳水化合物但卻不是醣類。碳水化合物的英文為「carbohydrate」，醣類則沒有適用的英文單字，通常使用「carbohydrate」或「sugar」。

●**何謂單醣類？**

　　單醣是碳水化合物（醣類）的最小單位，無法再經由消化酵素繼續分解的物質。另外，醣類代謝的重點——產生熱量，進行時也是以單醣類為主。

　　按照分子內的碳原子（化學記號為「C」）數目，單醣可區分為三碳醣、四碳醣、五碳醣、六碳醣或七碳醣等。做為營養素最主要的是六碳醣（hexose），食品中含量不少。其中尤其重要的是葡萄糖（glucose），是體內生產能量的主角。五碳醣中的核糖，則是核酸與酵素的成分。單醣類的構造式如圖3.2所示。

圖3.2　單醣類的構造式

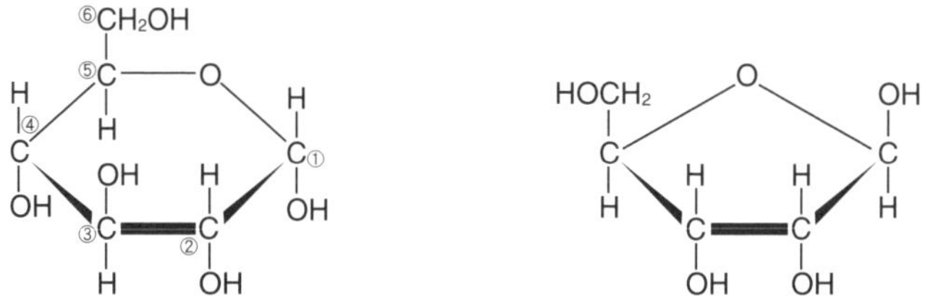

葡萄糖$C_6H_{12}O_6$
（六碳醣）

核糖$C_5H_{10}O_5$
（五碳醣）

●**各種單醣類**

　　葡萄糖（glucose）：在所有碳水化合物（醣類）之中，於化學上與生理學上最重要的單醣。葡萄、柳橙、蘋果等水果或蔬菜中含有少量。

　　葡萄糖做為熱量來源是最重要的營養素。因此動物的血液中也含有葡萄糖，人體血液中通常約有0.1％，是腦部唯一的熱量來源。食品中富含的多醣類澱粉，是葡萄糖多數結合構成的物質。

　　果糖（fructose）：醣類中甜味最強烈的糖，水果、蜂蜜裡含量頗多，是雙醣類蔗糖的構成成分之一。果糖被吸收後，會在肝臟轉換成葡萄糖，做為熱量來源使用。

　　半乳糖（galactose）：天然的半乳糖不會單獨存在，它會與葡萄糖結合，變成雙醣類乳糖包含在乳汁中。另外，在動物的腦組織中會以與脂質結合的形式存在，為嬰兒腦部發展所需的成分。半乳糖被吸收後也會在肝臟轉換成葡萄糖，做為熱量來源使用。

●**何謂寡醣類？**

　　2 ～ 10個單醣類結合在一起就是寡醣類，依照結合的單醣類數目區分，有雙醣類（圖3.3）、三醣類、四醣類等。營養學上最重要的是雙醣類麥芽糖、蔗糖和乳糖。

圖3.3　雙醣類的構造式（蔗糖）

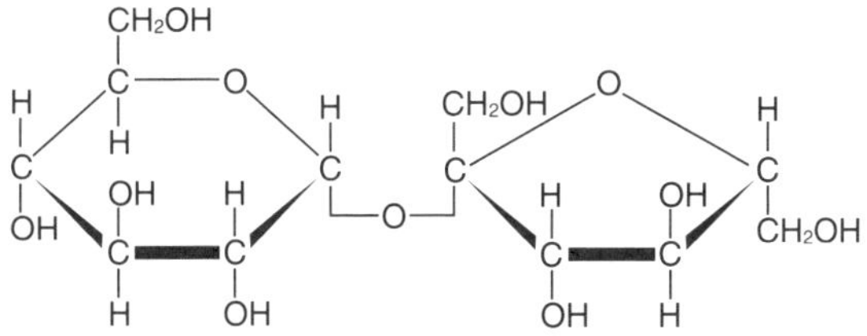

●**各種寡醣類（表3.1）**

　　麥芽糖（maltose）：兩個葡萄糖分子結合而成的雙醣類，是麥芽糖甜味的主成分。同時也是多醣類澱粉在消化過程中生成的中間產物。

　　蔗糖（sucrose，圖3.3）：蔗糖是砂糖的主要成分，由一個葡萄糖分子與一個果糖分子結合而成。水果與蔬菜都含有葡萄糖與果糖，尤

其甘蔗莖與甜菜（糖蘿蔔）根裡的含量頗多。市售的砂糖是將甘蔗莖與甜菜根榨汁精製而成。

隨著生活水準提高，蔗糖的消費量增加，而造成蛀牙與肥胖等弊病，應注意切勿攝取過量。

表3.1 主要的寡醣類

種類		構成成分	含有的食品
雙醣類	麥芽糖	葡萄糖＋葡萄糖	麥芽糖
	蔗糖	葡萄糖＋果糖	甘蔗莖、甜菜根
	乳糖	葡萄糖＋半乳糖	母乳（7％）、牛奶（4.5％）
三醣類	棉子糖	葡萄糖＋果糖＋半乳糖	甜菜、大豆、棉籽
四醣類	水蘇糖	葡萄糖＋果糖＋半乳糖＋半乳糖	豆類
	大蒜糖		大蒜、野薤

乳糖（lactose）：由一個葡萄糖分子與一個半乳糖分子結合而成。包含在哺乳動物的乳汁中，母乳約有7％含量，牛乳則含有約4.5％。乳汁以外的食物中並不存在天然的乳糖。

乳糖具有其他糖類沒有的生理作用，它能促進腸道吸收鈣與鐵，具有促進腸道蠕動的作用。通常哺乳動物斷奶後，消化乳糖的消化酵素（乳糖酶）會消失，但人類即使長大成人也能持續飲用牛奶當做食品，並且繼續分泌乳糖酶。此外，乳糖酶的分泌量減少或活性減弱，無法充分分解乳糖的狀態就是乳糖不耐症。

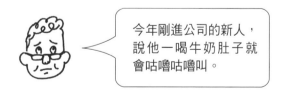

今年剛進公司的新人，說他一喝牛奶肚子就會咕嚕咕嚕叫。

康子：「那爸爸飯後要喝什麼呢？」

健太：「我不用喔。」

花梨：「媽，我想喝紅茶。對了，紅茶會加細砂糖對吧？就是沙沙的那種，
　　　為什麼不是加普通的砂糖呢？？」

康子：「可能是細砂糖的味道比較淡吧。」

砂糖與細砂糖（甜度的差異）

　　一般家庭裡經常使用的砂糖是精緻砂糖。精緻砂糖除了蔗糖外，還含有2～3%稱為轉化糖的混合糖（蔗糖分解成葡萄糖與果糖後）；另一方面，細砂糖幾乎都是蔗糖。一般而言，轉化糖比蔗糖還甜，若是比較砂糖（精緻砂糖）與細砂糖，砂糖的甜味會較為強烈。

碳水化合物的定義與分類

　　在「日本人的飲食攝取基準（2015年版）」（註：國人請參考衛福部「國人膳食營養素參考攝取量」），碳水化合物的定義與分類如下：「所謂『碳水化合物（carbohydrate）』是由結構式 $C_m(H_2O)_n$ 所構成的化合物，為最小單位的單醣或聚合體。依化學上的特徵，則為『由數個單醣結合的聚合度』來分類以做區分」。

醣類
- 單醣類（聚合度：1）：葡萄糖、果糖、半乳糖
- 雙醣類（聚合度：2）：蔗糖、乳糖、麥芽糖等

寡醣類
- 麥芽寡醣（α-葡聚糖）（聚合度：3～9）
- 包含葡萄糖以外單醣類的寡醣（聚合度：3～9）

多醣類
- 澱粉（聚合度10以上）：直鏈澱粉、支鏈澱粉
- 非澱粉性多醣類（聚合度10以上）：纖維素、半纖維素、果膠等

　　另外，在生理學的分類上，可分成人體的消化酵素能夠消化的易消化性碳水化合物，及無法消化的難消化性碳水化合物。（也請參照膳食纖維　p.100～）

●何謂多醣類？

多個單醣類結合而成的高分子化合物為多醣類，具有許多種類（表3.2）。包含在醣類概念中的多醣類，有澱粉、糊精、肝醣。其他則歸類在難消化性多醣類。

表3.2　主要的多醣類

種類	來源
澱粉（starch）	穀類、薯類
糊精	糖（澱粉水解的中間產物）
肝醣	肝臟與肌肉中（動物貯存的碳水化合物）
難消化性多醣類（膳食纖維） 纖維素 果膠 寒天 聚葡甘露糖	 植物細胞的細胞壁 果實、果皮 海藻類 蒟蒻

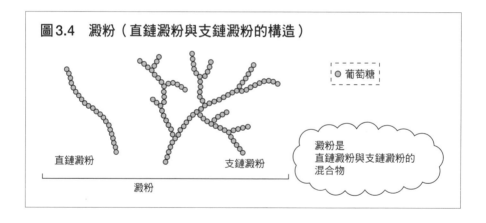

圖3.4　澱粉（直鏈澱粉與支鏈澱粉的構造）

直鏈澱粉　　　　　支鏈澱粉

澱粉

葡萄糖

澱粉是直鏈澱粉與支鏈澱粉的混合物

●各種多醣類

澱粉（starch）：最重要的能量來源。全球大多數國家皆做為主食食用。澱粉在穀類、薯類、豆類等植物中，做為貯存能量儲存。澱粉是葡萄糖結合方式不同的直鏈澱粉與支鏈澱粉的混合物（圖3.4）。結合的葡萄糖數目分別有幾百～幾千個之多。直鏈澱粉與支鏈澱粉的混合比

澱粉也會老化？

　　澱粉直接生吃並不美味，也不溶於水中，所以不太容易消化。因此通常會加水加熱，吸水後變軟再食用。經由加熱，澱粉的結晶構造會崩解，水分子會進入澱粉分子之間，於是容易受到消化酵素的作用，同時味道也會變佳。可稱為澱粉糊化或 α 化，這種澱粉就稱為 α 澱粉。

　　相對地，加熱前的生澱粉則稱為 β 澱粉。一度 α 化的澱粉若繼續放置，會逐漸恢復成接近生澱粉的狀態，稱為澱粉老化。另外，若將 α 化的澱粉急速脫水，就能維持 α 澱粉的狀態，泡麵、煎餅、餅乾等食品都是利用這一點製作。

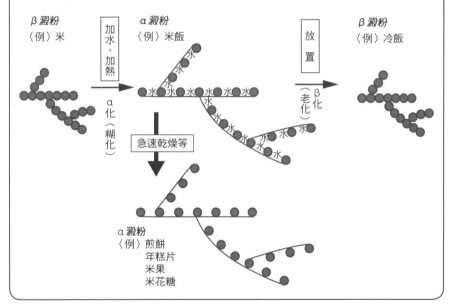

例，依照食品種類而有不同，平均而言，直鏈澱粉約20％，支鏈澱粉約80％。

　　糊精：澱粉水解所得的中間生成物，具有各種大小。不僅比澱粉更容易消化，且因消化後會被吸收，不會引起血糖急遽上升。因此可用於運動時持續的能量補給，近年來受到矚目，於加工食品中的含量較多。

　　肝醣：存在於動物肝臟及肌肉中的多醣類，和澱粉同樣是由多個葡

萄糖結合而成。肝醣是食物中的醣類消化變成單醣類被吸收後，經由血液輸送到肝臟與肌肉，並在此合成製造。其對動物而言算是一種能量貯存方式。肝臟的肝醣主要是因應需要分解成葡萄糖，釋放到血液中用於產生能量（維持血糖）；肌肉的肝醣則做為肌肉運動的能量來源使用。

★關於其他多醣類，將在「6.1膳食纖維（p.100）」解說。

> **COLUMN 肌肉肝醣**
>
> 所謂肌肉肝醣就是肌肉中的肝醣。目前已知肌肉肝醣量減少與血糖值降低會產生疲勞。另外，肌肉及肝臟的肝醣程度，是決定肌肉持久性的一大因素，對於運動成績會帶來極大影響。肝醣的組織貯存率，肝臟為2～8％，肌肉約0.5～1％；但若以全身總貯存量比較，肌肉約300～400g，遠比肝臟分量更多。

(3)醣類的消化吸收與體內利用

所謂消化，是指將食物這種大分子分解，變成（體內）可以吸收的小分子。咀嚼是「物理的消化」，藉由消化酵素分解則是「化學的消化」。

①攝取的食物首先在口腔內咀嚼與唾液混合。食物中的澱粉會受到唾液中消化酵素（唾液澱粉酶）的作用而略微分解。

②之後通過食道與胃，移動到小腸的澱粉被胰液釋出的澱粉酶繼續消化，逐漸分解成小分子，變成雙醣類的麥芽糖。

③攝取的食物中的其他雙醣類，在小腸中與麥芽糖一起進行消化的最終階段——膜消化＊，分別分解成單醣類。並在分解後同時被腸管壁的微血管吸收（圖3.5）。

＊ 膜消化：分解後同時被腸管壁的微血管吸收（消化、吸收的合作行動）。

④被微血管吸收後，進入體內的單醣乘著血液輸送到肝臟，在此全部轉換成葡萄糖。

圖3.5　醣類的消化、吸收與代謝

（ ✂ 為消化酵素）

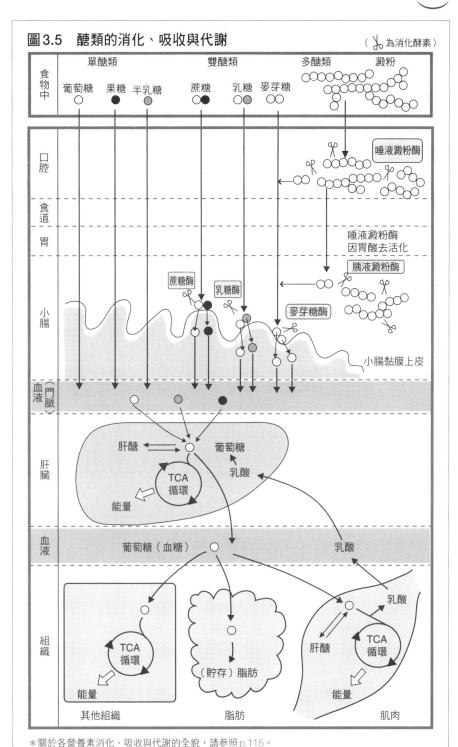

*關於各營養素消化、吸收與代謝的全貌，請參照p.115。

　　⑤然後葡萄糖經由血液輸送到身體各個角落，做為熱量來源（4kcal/g）使用（圖3.6），在肝臟與肌肉轉換成熱量貯存體——肝醣儲存。另外，未使用的多餘葡萄糖，則與熱量來源貯存方法最優良的脂肪合成，變成貯存脂肪累積。

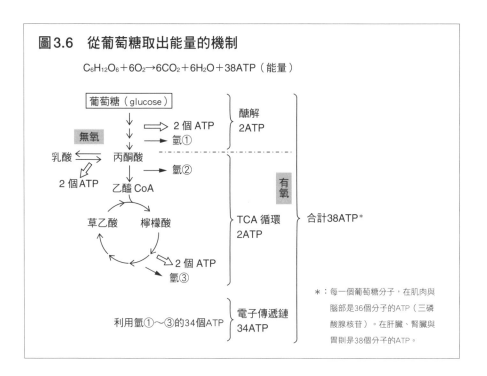

圖3.6　從葡萄糖取出能量的機制

$$C_6H_{12}O_6+6O_2 \rightarrow 6CO_2+6H_2O+38ATP（能量）$$

葡萄糖（glucose）

無氧

2個ATP　氧①

醣解
2ATP

乳酸　丙酮酸　　氧②

2個ATP

乙醯CoA

有氧

草乙酸　檸檬酸

TCA循環
2ATP

合計38ATP*

2個ATP　氧③

利用氧①～③的34個ATP

電子傳遞鏈
34ATP

＊：每一個葡萄糖分子，在肌肉與腦部是36個分子的ATP（三磷酸腺核苷）。在肝臟、腎臟與胃則是38個分子的ATP。

COLUMN　熱量

　　對人類而言，所謂的熱量，是維持生命活動（呼吸、消化、吸收等）或進行生活活動（走路、跑步、說話、思考等）的力量（原動力）。熱量的單位使用kcal（千卡：通稱為卡路里）或J（焦耳）（1 kcal＝4.18J）。

　　熱量是經由食物攝取，從吸收的醣類（米、小麥等所含有的）、脂質（油類）、蛋白質（肉、魚、蛋等）所製造。飲食過量造成熱量過度攝取，或運動不足造成熱量消耗不夠的狀態下，熱量會在體內變成脂肪累積，形成肥胖的原因。

血糖值的調節

　　葡萄糖在產生能量時是極為重要的物質。因此，為了能立即補充各個組織消耗的葡萄糖，須經常調節血液使其含有一定量的葡萄糖。存在於血液中的葡萄糖稱為血糖，它的值就是血糖值，正常值為血液的0.1%上下，空腹時為80～100mg/dL。

　　血糖值比正常偏高時，胰島素此種荷爾蒙會發揮作用，促進葡萄糖合成肝醣與脂肪，藉由代謝以增加葡萄糖的消耗量，使血糖值下降。

　　另外，如果血糖值比正常值還低，就會藉由升糖素、腎上腺素等促進分解肝臟的肝醣，使血糖值上升。如此讓血糖值經常維持在一定範圍內。

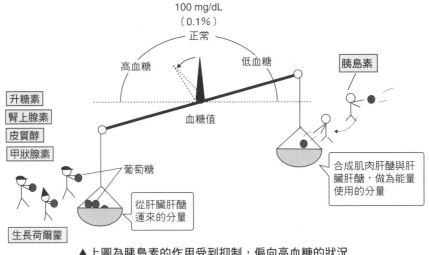

▲上圖為胰島素的作用受到抑制，偏向高血糖的狀況

3.3

脂質

(1)脂質的種類

所謂脂質是不溶於水中，可溶於乙醚等有機溶媒的物質總稱，其分子內含有脂肪酸。構成脂質的元素是碳（C）、氫（H）、氧（O），其基本構造如圖3.7所示，由甘油和脂肪酸結合而成。

脂質有形形色色的種類，並構成多數動植物的身體成分。

脂質分成單純脂質、複合脂質與衍生脂質（表3.3）。食品中含有的大部分脂質都是單純脂質的中性脂肪（油脂），在營養上極為重要。磷脂與固醇類存在於種子內、動物皮下、腦部與神經等處，是細胞膜的構成成分，或者做為荷爾蒙在調節身體機能時發揮重要的作用。

所謂「脂肪」是指中性脂肪。
脂肪是脂質的一種，脂肪並不等於脂質。

圖3.7　中性脂肪的構造

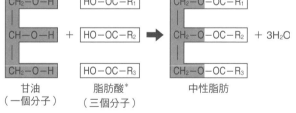

$$CH_2-O-H \qquad HO-OC-R_1 \qquad\qquad CH_2-O-OC-R_1$$
$$CH-O-H \quad + \quad HO-OC-R_2 \quad \longrightarrow \quad CH_2-O-OC-R_2 \quad + \quad 3H_2O$$
$$CH_2-O-H \qquad HO-OC-R_3 \qquad\qquad CH_2-O-OC-R_3$$

甘油　　　　　脂肪酸*　　　　中性脂肪
（一個分子）　（三個分子）

＊：$R_1 \sim R_3$有時是同樣的脂肪酸。R_1、R_2、R_3依照脂肪酸的種類而有不同。

小知識●〔脂質（脂肪）多的食品〕　食品中的脂質主要是中性脂肪（油脂）。代表的食品為沙拉油、黃油、美乃滋，而肉類、青皮魚的秋刀魚、沙丁魚、鯖魚等的含量也不少。做為細胞膜成分與荷爾蒙材料的磷脂和固醇類，在堅果類與肉類的油中含量較多。

表3.3　主要的脂質

分類	種類	構造	例子
單純脂質	中性脂肪（油脂）	脂肪酸＋甘油	天然油脂
複合脂質	磷脂	脂肪酸＋甘油＋磷酸 脂肪酸＋甘油＋有機鹽酸	細胞膜、卵磷脂（蛋黃、大豆）
	醣脂質	脂肪酸＋甘油＋單醣類	腦苷脂（腦）羥基脂肪酸 角醣脂（腦）直鏈脂肪酸
衍生脂質	脂肪酸	（構成脂肪）	油酸 亞麻油酸等
	固醇		膽固醇（蛋黃） 膽汁酸 性荷爾蒙等
	類胡蘿蔔素	（植物中的色素）	胡蘿蔔素 葉黃素等

(2)脂肪酸的種類

脂質中一定含有脂肪酸（參照圖3.7）。構成脂質的主要脂肪酸如表3.4所示。

●飽和脂肪酸與不飽和脂肪酸

脂肪酸有飽和脂肪酸、一元（單元）不飽和脂肪酸和多元不飽和脂肪酸。可由其構成脂肪酸的碳原子結合方式不同來區分（圖3.8）。

飽和脂肪酸在動物性脂質中的含量不少，不飽和脂肪酸在植物性及魚類脂質中的含量較多。飽和脂肪酸、一元不飽和脂肪酸、多元不飽和脂肪酸的最佳攝取比率為3：4：3。

小知識● 〔油炸食物好吃的原因〕　油脂既沒有味道也沒有香味。儘管如此，油炸食物為何如此美味呢？有個說法是，攝取油脂引起的腦部興奮相當於油脂的味道。油酸、亞麻油酸、α-亞麻油酸等長鏈脂肪酸經由舌頭認知，信號傳達到腦部，分泌出β腦內啡與多巴胺，引起想要吃更多的慾望，於是使人產生執著。

表3.4 主要的脂肪酸

分類	名稱（ ）為脂肪酸的略記法，以（C碳數：雙重結合數）表示	碳數	雙重結合數	來源
飽和脂肪酸	丁酸（C4：0）	4	0	黃油
	月桂酸（C12：0）	12	0	黃油、棕櫚油
	肉豆蔻酸（C14：0）	14	0	動、植物油
	棕櫚酸（C16：0）	16	0	動、植物油
	硬脂酸（C18：0）	18	0	動、植物油
一元不飽和脂肪酸	油酸（C18：1 n-9）	18	1	動、植物油
	二十二烯酸（C22：1）	22	1	菜籽油
多元不飽和脂肪酸（高度不飽和脂肪酸）	亞麻油酸（C18：2 n-6）	18	2	動、植物油
	α-亞麻油酸（C18：3 n-3）	18	3	大豆油
	花生油酸（C20：4 n-6）	20	4	蛋黃、魚肝油
	二十碳五烯酸（IPA）（C20：5 n-3）	20	5	魚油
	二十二碳六烯酸（DHA）（C22：6 n-3）	22	6	魚油

是按照雙重結合數，分成飽和脂肪酸、一元不飽和脂肪酸和多元不飽和脂肪酸嗎？還有，碳數是2的倍數耶。

圖3.8 脂肪酸的基本構造

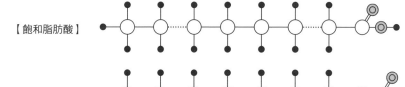

【飽和脂肪酸】

【不飽和脂肪酸】（具有雙重結合）

雙重結合

○ 碳原子（C）　◎ 氧原子（O）　● 氫原子（H）

▶飽和脂肪酸，是脂肪酸中所有的碳原子與相鄰的碳原子以單手互相拉著的脂肪酸，分子構造內沒有雙重結合。

　▶另一方面，不飽和脂肪酸是脂肪酸中的部分碳原子以兩手互相拉著的（雙重結合的）脂肪酸，雙重結合數依脂肪酸而有差異。

一元不飽和脂肪酸的碳的雙重結合只有一處，多元不飽和脂肪酸裡碳的雙重結合則有兩處以上。

●多元不飽和脂肪酸

多元不飽和脂肪酸可以分成n-6型脂肪酸（亞麻油酸、花生油酸等）和n-3型脂肪酸（α-亞麻油酸、二十碳五烯酸、二十二碳六烯酸等）等。n-3型脂肪酸、n-6型脂肪酸在體內合成的生理活性物質並不相同，兩者對於維持健康都很重要。n-3型脂肪酸與n-6型脂肪酸的最佳攝取比率是1：4 ～ 5（圖3.9）。

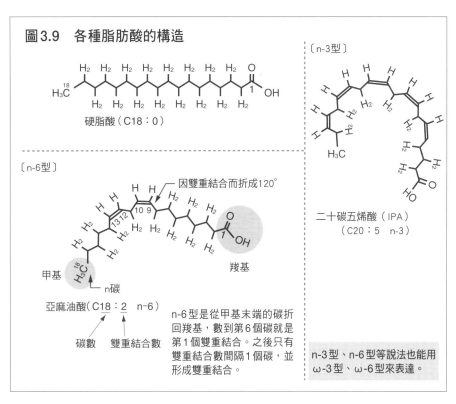

圖3.9 各種脂肪酸的構造

硬脂酸（C18：0）

〔n-6型〕

因雙重結合而折成120°

甲基

n碳

羧基

亞麻油酸（C18：2 n-6）

碳數 雙重結合數

n-6型是從甲基末端的碳折回羧基，數到第6個碳就是第1個雙重結合。之後只有雙重結合數間隔1個碳，並形成雙重結合。

〔n-3型〕

二十碳五烯酸（IPA）
（C20：5 n-3）

n-3型、n-6型等說法也能用ω-3型、ω-6型來表達。

有點難耶……
n-3、n-6是什麼？

看一下
圖3.9吧。

小知識●〔體脂肪與熱量的產生〕 要從體脂肪取出熱量，需要透過各種反應，而這些反應也得消耗熱量，從1g的體脂肪可獲得的實際熱量約7kcal。

●必需脂肪酸

不飽和脂肪酸之中動物成長時所不可缺少，身體內具有如荷爾蒙般重要生理活性的不飽和脂肪酸，稱為必需脂肪酸。此類脂肪酸在體內幾乎無法合成，即使能合成分量也不夠，假如攝取不足就會引起各種障礙。必需脂肪酸有亞麻油酸和 α-亞麻油酸。攝取比率的標準為亞麻油酸：α-亞麻油酸＝ 4：1。

從亞麻油酸可製造花生油酸；從 α-亞麻油酸則可製造二十碳五烯酸（IPA 或 EPA）、二十二碳六烯酸（DHA）。這些皆具有主要的生理活性。

脂肪酸的熔點

一般而言，脂肪酸的熔點會隨著脂肪酸內的碳數增加而變高，碳數相同時若雙重結合愈多則熔點愈低。碳數十個以上的飽和脂肪酸由於熔點高，在室溫下會是固態（熔點愈高愈難變成液體）；不飽和脂肪酸一般熔點較低，在室溫下會是液態。

熔點依照油脂種類不同各有差異，是因為油脂含有的脂肪酸種類並不相同。

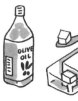

常溫下固態的油與液態的油

COLUMN 反式脂肪

製作起酥油的時候，為了讓液態的不飽和脂肪酸變成固態，會添加氫變成飽和脂肪酸。在這個過程中產生的物質就是「反式脂肪」。天然的反式脂肪幾乎不存在。目前已知反式脂肪在體內難以代謝，它會使低密度脂蛋白膽固醇增加，提高罹患心臟病的風險，也有可能引起氣喘、過敏性鼻炎、異位性皮膚炎等危害，因此應儘量減少攝取量。反式脂肪在起酥油、植物油、餅乾、油炸點心裡的含量較多。

(3)脂肪的消化吸收與體內利用

①脂肪的消化從胃部開始。脂肪經由消化酵素胃脂酶稍微分解,變成略小的脂肪分子移動到小腸。

②在小腸上段與膽囊分泌的膽汁混合,脂肪便容易受到消化酵素的作用。

③然後經由胰液中的脂肪分解酵素胰脂酶(胰脂肪酶)分解,分成甘油與脂肪酸。

④甘油、脂肪酸和膽固醇、膽汁一起變成稱為微胞的丸子狀移動到小腸內。微胞碰到小腸黏膜會損壞,於是甘油、脂肪酸就會被吸收。

⑤被吸收的甘油、脂肪酸再度合成中性脂,與膽固醇和磷脂結合變成脂蛋白,以輸送來自食物與體內合成的中性脂肪(乳糜微粒,VLDL),從肝臟將膽固醇輸送分配到全身(LDL:所謂低密度脂蛋白膽固醇),並回收末梢組織不要或者多餘的膽固醇(HDL:所謂高密度脂蛋白膽固醇)。⑥另外,部分脂肪酸與甘油被吸收後會輸送到肝臟,轉換成其他物質做為能量來源(9kcal/g)使用。

此外,脂肪在肝臟及小腸會用於合成膽固醇。膽固醇可用於合成膽汁酸、性荷爾蒙與維生素D,同時也是細胞膜的構成材料,對身體而言是極為重要的物質。

膽固醇與動脈硬化

血液中經常含有約150～200mg/dL的膽固醇。然而如果在血液中的濃度上升,持續高膽固醇的狀態,膽固醇會侵入動脈壁沉積,成為動脈硬化的原因。膽固醇較多的食品有鰻魚、烏賊、魚卵等。血中膽固醇較高時,膳食纖維(p.100)可抑制腸道吸收膽固醇,對其有良好的改善效果。

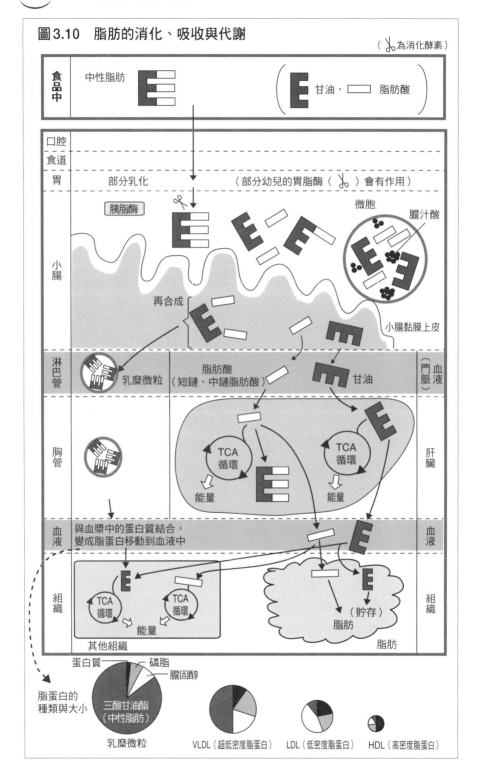

圖3.10 脂肪的消化、吸收與代謝

（ ✂ 為消化酵素）

3.4　蛋白質

(1) 何謂蛋白質？

包含人類在內，蛋白質是構成動物身體的主要物質。構成蛋白質的元素除了碳（C）、氫（H）、氧（O）以外，還有氮（N）與少量的硫（S）。蛋白質是由約20種胺基酸以各種排列組合，並結合了肽的高分子物質（圖3.11）。

富含蛋白質的代表性食品為牛肉、豬肉、雞肉等肉類，海鮮類、蛋、牛奶、乳製品和大豆製品。

(2) 構成蛋白質的胺基酸

構成人體蛋白質的胺基酸約有20種（圖3.12）。這20種胺基酸全都具有圖3.11的基本構造。胺基酸可分成必需胺基酸與非必需胺基酸，所謂必需胺基酸是無法在人體內合成，或者即使合成分量也不夠的胺基酸，共有9種（成人）。

另外，20種胺基酸各自具有不同的性質，其中有些具有甜味、苦味、鮮味等特有的味道，是決定食品味道的要素之一。

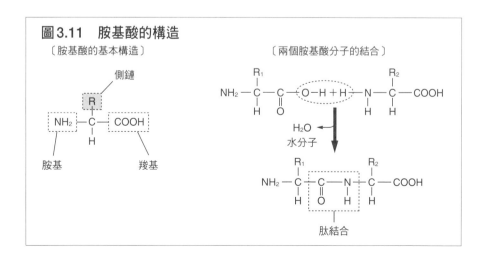

圖 3.11　胺基酸的構造

圖3.12　身體含有的胺基酸的化學式

甘胺酸 （Gly）	丙胺酸 （Ala）	纈胺酸[*] （Val）	白胺酸[*] （Leu）
H H₂N–CH–COOH	CH₃ H₂N–CH–COOH	CH₃ CH–CH₃ H₂N–CH–COOH	CH₃ CH–CH₃ CH₂ H₂N–CH–COOH
異白胺酸[*] （Ile）	絲胺酸 （Ser）	脯胺酸 （Pro）	蘇胺酸[*] （Thr）
CH₃ CH₂ CH–CH₃ H₂N–CH–COOH	OH CH₂ H₂N–CH–COOH	CH₂ CH₂ NH–CH–COOH	CH₃ CH–OH H₂N–CH–COOH
天冬胺酸 （Asp）	天門冬醯胺 （Asn）	麩胺酸 （Glu）	麩醯胺 （Gln）
COOH CH₂ H₂N–CH–COOH	NH₂ C=O CH₂ H₂N–CH–COOH	COOH CH₂ CH₂ H₂N–CH–COOH	NH₂ C=O CH₂ CH₂ H₂N–CH–COOH
組胺酸[*] （His）	離胺酸[*] （Lys）	半胱胺酸 （Cys）	精胺酸 （Arg）
CH HN　N C=CH CH₂ H₂N–CH–COOH	NH₂ CH₂ CH₂ CH₂ CH₂ H₂N–CH–COOH	SH CH₂ H₂N–CH–COOH	H₂N–C–NH NH CH₂ CH₂ CH₂ H₂N–CH–COOH
甲硫胺酸[*] （Met）	苯丙胺酸[*] （Phe）	酪胺酸 （Tyr）	色胺酸[*] （Trp）
CH₃ S CH₂ CH₂ H₂N–CH–COOH	H H–C　C–H H–C　　C–H H–C　C–H CH₂ H₂N–CH–COOH	OH H–C　C–H H–C　　C–H H–C　C–H CH₂ H₂N–CH–COOH	H　H C–C H–C　　C–H 　　　NH C=C–H CH₂ H₂N–CH–COOH

▨ 表示側鏈。側鏈顯示胺基酸的特性。＊為人體的必需胺基酸

必需脂肪酸之後，又有
必需胺基酸啊……

(3)蛋白質的種類

　　蛋白質各自擁有獨特的立體構造（圖3.13）。按照形狀可分為「球狀蛋白質」（〔例〕血紅素、白蛋白、球蛋白）與「纖維狀蛋白質」（〔例〕膠原蛋白、彈性蛋白、角蛋白）。

　　另外，依照構成蛋白質的成分，還可以分成只由胺基酸構成的「單純蛋白質」；單純蛋白質與非蛋白質化合物結合的「複合蛋白質」；以及天然蛋白質變性後，經由酵素與酸部分水解的「衍生蛋白質」。除此之外，還有如表3.5所示依蛋白質功能分類的方法。

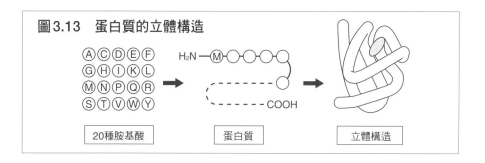

圖3.13　蛋白質的立體構造

| 20種胺基酸 | 蛋白質 | 立體構造 |

表3.5　根據蛋白質功能分類

分類	功能	來源
結構蛋白	製造 動物的身體、組織	毛（角蛋白）、骨頭（膠原蛋白）、肌肉（肌凝蛋白）、軟骨（彈性蛋白）
貯藏蛋白	做為營養源	牛奶（酪蛋白）、蛋（卵白蛋白）、大豆（球蛋白）、小麥（小麥蛋白）、玉米（玉米蛋白）
酵素	身體物質的合成反應 身體物質的分解反應	消化液（澱粉酶、蛋白酶、脂酶）
運輸蛋白	輸送物質	血液（血紅素〈輸送O_2、CO_2〉）、脂蛋白（脂質）、運鐵蛋白（鐵）
保護蛋白	保護身體	血液（抗體球蛋白）、血液凝固（血纖維蛋白原）
核蛋白	遺傳調節	染色體（組織胺）、精子（魚精蛋白）
荷爾蒙	代謝調節	胰臟（胰島素、升糖素）

COLUMN   鮮味

鮮味告知了蛋白質的存在。鮮味的原形是胺基酸，其中的代表是柴魚片與魚乾含有的肉苷酸；海帶、味噌與醬油含有的麩胺酸；貝類與日本酒含有的琥珀酸；乾香菇的鳥苷酸。肉苷酸與麩胺酸藉由味道的相乘效果增加鮮味（柴魚片與海帶的混合高湯）。另外，在鮮味成分中加入少量的鹽，更能增添鮮味。

(4)蛋白質的消化吸收與體內利用

①蛋白質的消化從胃部開始。胃酸使蛋白質變性（球狀構造拉長變鬆），使其容易接收消化酵素的作用。然後被蛋白質分解酵素「胃蛋白酶」粗暴地切斷。

②之後被送到小腸上段，又被胰臟分泌的胰蛋白酶、胰凝乳蛋白酶和小腸分泌的羧肽酶切得更細，變成由多個胺基酸結合的肽。

③肽移動到小腸黏膜，經由胺肽酶、雙肽酶進行膜消化，分解成一個個的胺基酸。與此同時，胺基酸被微血管吸收。

④被吸收的胺基酸乘著血流輸送到肝臟。一部分在肝臟變成肝臟組織儲存，其他則被釋放到血液中，在各組織被用來合成組織蛋白質、酵素、荷爾蒙與免疫抗體。各組織經常進行新舊組織蛋白質的汰換。

⑤此外，未被用於合成組織蛋白質的胺基酸將做為能量來源（4 kcal/g）使用。雖然這時會形成對身體有害的氨，但經由肝臟的尿素循環能變成無害的尿素，會在血液中循環並從腎臟排泄到尿液中（圖3.14）。

人體的消化道是藉由蛋白質所構成，消化道表面被主成分為醣蛋白的物質覆蓋，不容易受到消化酵素的作用。

小知識●〔胺基酸的吸收〕   另外，近年來得知數個胺基酸連接的肽也會被吸收。

圖3.14　蛋白質的消化、吸收與代謝

（ ✂ 為消化酵素）

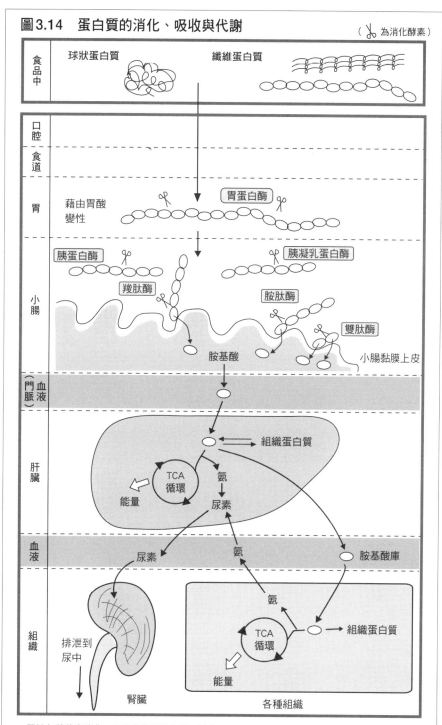

*關於各營養素消化、吸收與代謝的全貌，請參照p.115。

> **COLUMN　胺基酸庫**
>
> 　　各組織中經常進行新舊組織蛋白質的汰換，體內混雜著分解舊組織蛋白質所得到的胺基酸，和經由小腸吸收，來自飲食的胺基酸。這稱為胺基酸庫，因應需要，會使用這種胺基酸合成組織蛋白質與其他化合物。不過，雖然稱為胺基酸庫，但並非貯存於某處，也不能大量儲存。這種胺基酸在血液與組織液中只有少量，等著下一次的出場機會。

(5)蛋白質的營養價值

●必需胺基酸

　　各食品中含有的蛋白質種類各不相同，胺基酸的組成也不一樣。胺基酸中，必需胺基酸無法在體內合成，或者合成速度緩慢，無法充分滿足身體所需的分量，所以一定得從食品中攝取。因此，依照必需胺基酸的含量與平衡，蛋白質的營養價值也不相同。蛋白質的營養價值，決定於所有必需胺基酸是否含有最低含量以上，以及必需胺基酸是否有好的分量平衡。

　　圖3.15顯示出例子，假如某些必需胺基酸未達所需分量，即使有多個充足的必需胺基酸，也只能發揮分量最少的胺基酸的效力。

●動物性蛋白質與植物性蛋白質

　　通常動物性蛋白質的營養價值高，植物性蛋白質（大豆蛋白質除外）的營養價值低。一般而言，動物性蛋白質與植物性蛋白質不足的必需胺基酸並不相同，搭配食用動物性食品與植物性食品，就能補充彼此不足的必需胺基酸。

小知識●〔蛋白質的壽命〕　體內的蛋白質經常替換，速度依照蛋白質種類而有不同。例如紅血球約120天、淋巴球約2～3天、肝臟的蛋白質約12天、骨頭中的約120天、肌肉中的約80天，而眼球的水晶體據說比人類的壽命還要長。
〔蛋白質與遺傳基因〕　各個細胞核中都塞滿了我們身體的資訊，這就是遺傳基因，我們依照遺傳基因裡的遺傳訊息維持著生命。存在於DNA中的遺傳訊息經由複寫製造出RNA，訊息被翻譯後排列胺基酸，並持續製造蛋白質。

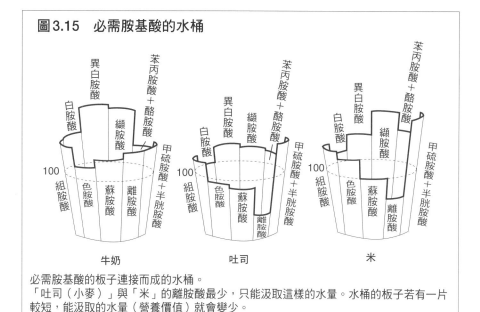

圖3.15　必需胺基酸的水桶

必需胺基酸的板子連接而成的水桶。
「吐司（小麥）」與「米」的離胺酸最少，只能汲取這樣的水量。水桶的板子若有一片
較短，能汲取的水量（營養價值）就會變少。

（根據1985年FAO/WHO/UNU聯合特別專門委員會報告製作）

●胺基酸補足效果

當思考在日常飲食生活中攝取蛋白質時，重點在於其質與量。藉由
食品的搭配，匯合各個食品含有的胺基酸，補足彼此不足的必需胺基
酸，整體就能發揮效力，全面性地提高營養價值，所以在日常飲食生活
中善加搭配食品非常重要。這稱為胺基酸補足效果（蛋白質補足效果）
（圖3.16）。

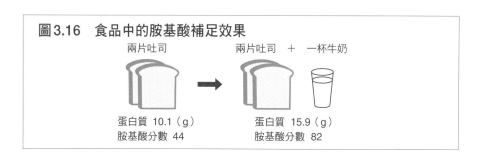

圖3.16　食品中的胺基酸補足效果

兩片吐司　　　　　兩片吐司　＋　一杯牛奶

蛋白質 10.1（g）　　蛋白質 15.9（g）
胺基酸分數 44　　　胺基酸分數 82

蛋白質營養價值的估計方法

　　蛋白質的營養價值有各種估計方法。生物學上的估計方法有從體重變化求出的**蛋白質效率比**（PER）、**淨蛋白比**（NPR），由氮素出納求出的**生物價**（BV）、**淨蛋白質利用率**（NPU）。

　　另外，化學的估計方法則有求出蛋白質的胺基酸組成，從各個必需胺基酸分量決定營養價值的**胺基酸分數**（AS）等。胺基酸分數可求出在必需胺基酸中，相對於必需胺基酸所需量，只含有最少分量的胺基酸為第一限制胺基酸；次少的胺基酸則是第二限制胺基酸。

關於運動與蛋白質的攝取，請閱讀第14章。

產生熱量的營養素

　　最近在「飲食攝取基準」中採用了「產生熱量的營養素」的概念。產生熱量的營養素（energy-providing nutrients, macronutrients）有蛋白質、脂質、碳水化合物（包含酒精）。碳水化合物的意思中包含了所謂的膳食纖維，即難消化性碳水化合物。膳食纖維產生的熱量與其他碳水化合物相比較少，約 $0 \sim 2$ kcal/g。這是因為腸內細菌分解膳食纖維後，部分分解物被吸收，變成了能量來源。通常膳食纖維不被當成能量來源，因為來自膳食纖維的熱量並不多，但因方便將包含膳食纖維的碳水化合物當成產生熱量的營養素。

　　產生熱量的營養素其概念，是在討論以往被稱為 P：F：C 比的「顯示總攝取熱量中的蛋白質來源熱量比例、脂質來源比例、碳水化合物來源比例的熱量攝取比例」之際，根據「產生熱量的營養素均衡攝取」的思維來進行討論的思考方式。

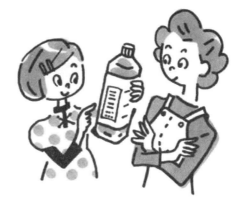

第 **4** 章

無機物（礦物質）

花梨：「媽，這罐運動飲料的蛋白質是0g，可是卻加了很多寫成片假名的成分。」

康子：「我看看。有鉀、鈉和鐵。運動飲料是用來補充運動時流失的汗水中的成分。」

花梨：「鉀被歸類為哪種營養素呢？」

康子：「鉀是無機物（礦物質）喔。」

花梨：「無機物？感覺印象不深呢。」

康子：「對身體而言它是很重要的成分喔！」

4.1　何謂無機物（礦物質）?

　　無機物（礦物質）是調節身體機能所必需的營養素。人體幾乎具備所有的元素。構成人體的主要元素為氧（O）、碳（C）、氫（H）、氮（N），除此之外所有元素都是無機物，占了人體約4%。

　　代表性的無機物有鈣（Ca）、磷（P）、硫（S）、鉀（K）、鈉（Na）、氯（Cl）、鎂（Mg）、鐵（Fe）、鋅（Zn）、銅（Cu）、鈷（Co）、硒（Se）、錳（Mn）。各種無機物在體內只有極微少的量，

卻進行著各種生理作用（表4.1），它們無法經由植物或動物合成，只會在地球上循環。因此，人類為了確保所需的無機物分量，必須攝取植物與動物內儲存的各種無機物做為食物，並吸收到體內。每種食品包含的無機物種類與分量各不相同，應廣泛地攝取食物，補給各種無機物。

表4.1 人體的構成元素

元素	含量（%）	元素	含量（%）
氧（O）	65	鐵（Fe）	0.004
碳（C）	18	銅（Cu）	0.00015
氫（H）	10	錳（Mn）	0.00013
氮（N）	3	碘（I）	0.00004
鈣（Ca）	1.5	鈷（Co）	存在
磷（P）	1.0	氟（F）	〃
鉀（K）	0.35	鋅（Zn）	〃
硫（S）	0.25	鉬（Mo）	〃
鈉（Na）	0.15	硒（Se）	〃
氯（Cl）	0.15		
鎂（Mg）	0.05	鋰（Li）、鍶（Sr）、鋁（Al）、矽（Si）、鉛（Pb）、砷（As）、硼（B）等	痕跡
計	99.45	計	0.55

COLUMN 何謂無機物？

　　物質可以分成無機（化合）物與有機（化合）物。有機（化合）物都是碳（C）的化合物，除了碳以外還含有氫（H）、氧（O）、氮（N）、硫（S）、氯（Cl）等。碳水化合物、脂質、蛋白質、維生素是有機（化合）物。以前人們會陷入有機物就是生物體所製造的物質，這樣的認知中。另外有機物的特色是通常在空氣中容易燃燒，加熱後容易分解。

　　相對地，無機（化合）物是指除了生物體製造的物質外，所有元素都是成分元素。大多不能燃燒，高溫下也不易分解。無機物被歸類於無機（化合）物。食品經過燃燒最後剩下的是無機物，因此也稱為灰分。

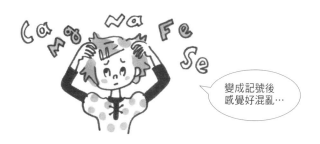

花梨：「無機物從運動飲料和營養補給品攝取不就好了？」

康子：「基本上要從食物中攝取喔。」

4.2 無機物的種類與作用

(1)鈣〔Ca〕

●鈣的作用

鈣在日本人的飲食生活中，在飲食習慣上是最不易攝取的營養素。在人體的無機物中分量最多，約占體重的（1.5～）2％，成人體內約含有1kg。其中約99％存在於骨骼與牙齒形成硬組織，具有鈣的儲藏庫作用，剩下僅僅不到1％的鈣包含在血液、肌肉、神經等組織中。這不到1％的鈣直接參與生命活動，它的任務有神經鎮靜作用、血液凝固作用、肌肉收縮作用、滲透壓調節作用、酵素活化作用等。

血液中的鈣含量經常調節在約10mg/dL。假如血液中的鈣含量稍微減少，藉由鈣代謝調節荷爾蒙（副甲狀腺荷爾蒙〈副甲狀腺素〉、降血鈣素、活性型維生素D）的作用，會溶出骨骼內儲存的鈣，提高腸道的鈣吸收量，將血液中的鈣含量調節在一定範圍內。因此若是長期鈣攝取

小知識●〔飲食攝取基準與無機物〕　在「日本人的飲食攝取基準（2015年版）」中，無機物（礦物質）的分類為多量礦物質＝鈉、鉀、鈣、鎂、磷；以及微量礦物質＝鐵、鋅、銅、錳、碘、硒、鉻、鉬。

不足，骨骼會增加鈣的溶出，將成為骨質密度減少、骨質疏鬆症的原因。

●富含鈣的食品

富含鈣的食品有牛奶及乳製品、可以連骨頭一起吃的小魚、大豆製品等（表4.2）。尤其奶類、乳製品的鈣利用率很高是眾所周知的事。另外鈣的吸收與維生素D有關，所以避免維生素D攝取不足也很重要。

表4.2　富含鈣的食品

	食品名	1次食用量（g）	標準量	鈣含量（mg）	100g之中的鈣含量（mg）
乳製品	普通牛奶	210	1杯	231	110
	優格（全脂無糖）	100	1份	120	120
	加工起司	25	1片	158	630
海鮮類	柳葉魚（自然乾燥）	100	4尾	330	330
	小魚乾	10	5尾	220	2,200
	乾蝦米	10	1/5袋	710	7,100
	西太公魚（生）	80	5～6尾	360	450
蔬菜類	小松菜（葉、生）	80	1/4把	136	170
	蘿蔔葉（生）	50	1/2株	130	260
	蕪菁葉（川燙）	50	2株	95	190
	蘿蔔乾（乾燥）	10	1/5杯	50	500
豆類	木綿豆腐	150	1/2塊	129	86
	油豆腐	120	1塊	288	240
	凍豆腐（乾燥）	20	1塊	126	630
藻類	羊栖菜（乾燥）	5	1/10杯	50	1,000
	乾燥海帶芽	5	1/2杯	55	1,100
種子類	芝麻（炒過）	3	1茶匙	36	1,200

（資料：日本食品標準成分表，2015年版（七訂））

如果鈣攝取量不足，骨頭裡的鈣會溶到血液中喔！

(2)磷〔P〕

●磷的作用

磷僅次於鈣，是身體內存在許多的無機物，約占體重的1％，成人體內約含有0.5kg。其中約80％與鈣結合存在於骨骼與牙齒中。剩下約20％存在於身體的一切組織中，維持體液的酸鹼平衡，製造ATP儲存能量，合成細胞膜的成分磷脂及輔酶等，擔負生命活動所必需的作用。

●富含磷的食品

許多食品中都含有磷，尤其加工食品（火腿、香腸、魚板等）與半調理食品（調理包、冷凍食品）等其中含量不少。通常不會磷攝取不足，反而會有過量的危險。另外，要是磷攝取過多，也會產生妨礙腸道吸收鈣等問題。

(3)鐵〔Fe〕

●鐵的作用

鐵在體內只有極微量，成人體內不過約4g。然而它的作用極為重要。體內鐵含量約70％包含在紅血球的血紅素中，它會從肺部將氧氣輸送到各個組織。剩下約30％存在於肝臟、肌肉、骨髓中，大多做為貯存鐵包含在肝臟裡。

肝臟中的鐵存在於蛋白質的鐵蛋白中，會因應需要將鐵從鐵蛋白釋放到血液中。而肌肉裡的鐵則發揮了將血液中的氧吸收到細胞內的作用。鐵也是容易攝取不足的營養素，假如體內的鐵不足，不僅會發生缺鐵性貧血，也會容易疲勞。

●富含鐵的食品

富含鐵的食品代表為肝臟、小松菜、羊栖菜、貝類（表4.3）。一般而言，動物性食品中的鐵比植物性食品中的鐵更好吸收，不過植物性食品中的鐵和肉類魚類一起攝取也會使吸收變好。另外，維生素C可促進鐵的吸收，而茶類含有的單寧與豆類的植酸則會阻礙鐵的吸收。

表4.3　富含鐵的食品

	食品名	1次食用量（g）	標準量	鐵含量（mg）	100g之中的鐵含量（mg）
肉類	豬肝	80	韭菜炒豬肝1人份	10.4	13.0
	雞肝	60	烤雞串2支	5.4	9.0
	牛肝	80	燒肉1人份	3.2	4.0
海鮮類	鰹魚乾	60	1片	3.0	5.0
	蛤蜊（生）	20	帶殼1/2杯	0.8	3.8
	小魚乾	10	5尾	1.8	18.0
藻類	羊栖菜（不鏽鋼鍋，乾燥）羊栖菜（鐵鍋，乾燥）	5	1/10杯	0.3 2.9	6.2 58.2
種子類	芝麻（炒過）	3	1茶匙	0.3	9.9
豆類	黃豆粉	10	1大匙多	0.8	8.0
	凍豆腐（乾燥）	20	1塊	1.5	7.5
	拔絲納豆	50	1包	1.7	3.3
蔬菜類	菠菜（生）	80	1/4把	1.6	2.0
	小松菜（生）	80	1/4把	2.2	2.8
	蘿蔔乾（乾燥）	10	1/5杯	0.3	3.1

（資料：日本食品標準成分表，2015年版（七訂））

(4)鈉〔Na〕

●鈉的作用

　　鈉在成人體內含量約100g。主要以氯化鈉（NaCl，食鹽）和碳酸氫鈉的形式存在於血液、淋巴液、消化液中，肩負了維持體內酸鹼平衡、調節滲透壓、擔負神經的刺激感受性、肌肉收縮等任務。

　　此外，體內的鈉含量是由排泄到尿液中的鈉含量來調節。另外運動大量出汗時，鈉排泄到汗水中的量也不容忽視。

●富含鈉的食品

大部分食品都含有鈉，它是食鹽的主成分，尤其富含食鹽的醬油、味噌等調味料、醬菜、加工品中含量頗多。在日本人的飲食生活中鈉並不會不足，反而過度攝取是一大問題，為造成高血壓與腦中風的原因而受到重視。平日應注重口味清淡的飲食。

> COLUMN 味道傳達的訊息
>
> 　　鹹味：告知無機物（礦物質），尤其是鈉的存在。鈉是維持生命所必需的無機物（電解質）。野生動物中，有些動物在定期長距離移動時，也會去舔特定的岩石（岩鹽），來補給鈉等無機物。
>
> 　　苦味、澀味：一般而言是危險的味道，算是有毒物質的味道。若是只有少量，有時候成年人會喜愛這種特有的美味。尤其日本人很能領略苦味，會把它當成山珍海味與季節的味道。
>
> 　　酸味：姑且不論果實的酸味，這也是食物腐敗的味道。而成年人會把酸味這種微妙的滋味當成特有的美味。

(5)氯〔Cl〕

●氯的作用

氯在成人體內含量約150g。主要以氯化鈉（食鹽）和氯化鉀包含在體液中，主要做為胃酸的成分（鹽酸）。另外也用於維持體內酸鹼平衡、調節滲透壓等。若是體內的氯不足，胃液酸度降低會引起食慾不振或消化不良。

●富含氯的食品

氯與鈉做為食鹽在許多食品中（醬油、味噌等調味料、醬菜、加工品）都含有，通常幾乎不會不足。

(6)鉀〔K〕

●鉀的作用

鉀在成人體內含量約200g。主要與磷酸鹽和蛋白質結合，存在於

細胞內。主要作用為調節心臟與肌肉功能，此外也參與維持體內酸鹼平衡、調節滲透壓等。目前已知體內的鉀不足會使體力降低。

●富含鉀的食品

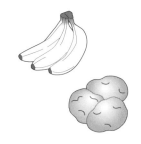

各種植物性食品中都含有鉀，尤其香蕉、馬鈴薯、大豆的含量頗多。

此外，鈉與鉀的攝取平衡十分重要，如果有食鹽攝取過多的傾向，為了要促進鈉的排泄，最好多攝取一些鉀。

(7)碘〔I〕

碘在成人體內只有極微量，約25mg。碘是與熱量代謝及促進成長期發育有關的甲狀腺荷爾蒙的成分。若是不足會引起甲狀腺腫大。

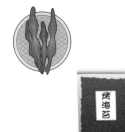

碘在海藻（海帶芽、海帶、羊栖菜、海苔等）及海鮮類中含量頗多，在日本人的飲食生活中幾乎不會不足。另一方面，有報告指出碘攝取過多會使甲狀腺腫大及甲狀腺機能惡化。

(8)鎂〔Mg〕

●鎂的作用

鎂在成人體內含量約30g，約70％以磷酸鎂或碳酸鎂的形式存在於骨骼中，剩下的在肌肉、腦部、神經、血液中。鎂的作用是調節面對刺激時的肌肉興奮性與某種酵素的活化。慢性缺乏鎂的狀態，也是缺血性心臟病（狹心症與心肌梗塞）的原因。

●富含鎂的食品

水果（香蕉、哈密瓜、西瓜等）、蔬菜（玉米、菠菜、毛豆）、種子（腰果、杏仁、花生、芝麻）等植物性食品中含量頗多（表4.4）。

表4.4　富含鎂的食品

	食品名	1次食用量（g）	標準量	鎂含量（mg）	100g之中的鎂含量（mg）
穀類	蕎麥麵（川燙）	200	1人份	54	27
種子類	腰果（油炸、調味）	20	13～15粒	48	240
	落花生（炒過）	20	帶殼10個	40	200
	芝麻（炒過）	3	1茶匙	11	360
豆類	拔絲納豆	50	1包	50	100
	木綿豆腐	150	1/2塊	195	130
海鮮類	黑鮪魚（魚背肉、生）	100	1大片	45	45
	牡蠣（生）	60	5～6個	44	74
	蝶魚（生）	100	1/2尾	28	28
蔬菜類	甜玉米（生）	200	中型1根	74	37
	菠菜（生）	80	1/4把	55	69
果實類	香蕉（生）	150	1根	48	32
藻類	羊栖菜（乾燥）	5	1/10杯	32	640
飲料類	純可可	6	1湯匙	26	440

（資料：日本食品標準成分表，2015年版（七訂））

(9)銅〔Cu〕

　　銅在成人體內約含有100mg，大多存在於心臟、肝臟與腎臟。銅在代謝鐵時是必需的，除了在骨髓內協助製造血紅素（紅血球中輸送氧氣的蛋白），還能促進腸道吸收鐵。若是缺乏銅就會減少血紅素的合成，造成貧血，但是在日本人的飲食生活中，幾乎不會缺乏。肝臟、貝類、豆類裡都含有豐富的銅。

表4.5 富含鋅的食品

	食品名	1次食用量（g）	標準量	鋅含量（µg）	100g之中的鋅含量（µg）
穀類	義大利麵（乾）	100	1人份	1.5	1.5
種子類	腰果（油炸、調味）	20	13～15粒	1.1	5.4
	杏仁（油炸、調味）	20	13～15粒	0.9	4.4
豆類	凍豆腐（乾）	20	1塊	1.0	5.2
	木綿豆腐	150	1/2塊	0.9	0.6
	拔絲納豆	50	1包	1.0	1.9
海鮮類	牡蠣（生）	60	5～6個	7.9	13.2
	章魚（生）	80	1隻	1.3	1.6
	鰻魚（蒲燒）	100	1人份	2.7	2.7
	烏賊（生）	80	1/3杯	1.2	1.5
肉類	和牛腿肉（瘦肉、生）	80	1人份	3.4	4.3
	豬肝	80	韭菜炒豬肝1人份	5.5	6.9
蛋類	蛋黃（雞蛋、生）	30	1顆蛋	1.3	4.2
奶類	加工起司	25	1片	0.8	3.2
蔬菜類	蠶豆（生）	50	15粒	0.7	1.4

（資料：日本食品標準成分表，2015年版（七訂））

(10)鋅〔Zn〕

　　鋅在成人體內含量約2g，大多存在於皮膚、肝臟與腎臟中。像是與調節血液中糖量有關的荷爾蒙胰島素等，是許多荷爾蒙的重要成分。鋅對於皮膚、骨骼的發育也是必要成分，若是不足會引起味覺障礙或掉髮。牡蠣、鰻魚、肝臟、乳製品、豆類等食物中含量豐富（表4.5）。

(11)錳〔Mn〕

錳是地底下大量存在的無機物，人體內只存在極微量，約15mg左右。錳在體內的重要作用之一，就是做為促使熱量代謝順利的相關酵素成分。另外若是缺乏錳，會阻礙骨骼、醣類與脂質的代謝，或降低血液的凝固力。

錳在穀類、蔬菜類、果實類中含量較高，在一般飲食生活中幾乎不會不足。

(12)硒〔Se〕

硒在體內雖只有微量，卻是酵素的重要成分，做為抗氧化物質發揮作用。食品中的硒含量由多至少為海鮮類、肝臟、蛋、穀類、肉類、乳製品，在一般飲食生活中幾乎不會不足。

(13)鉻〔Cr〕

鉻在體內雖只有極微量，卻是醣類與脂質正常代謝所必需的無機物。因各種食品中都含有鉻，在一般飲食生活中不太可能攝取不足。然而過度攝取砂糖、過度運動、受傷會使鉻排泄量增加，這些情形將使體內鉻含量不足而產生危險。含有較多鉻的食品有牛肉、麵包（麵粉）。

(14)鉬〔Mo〕

鉬在體內也只存在極微量，在肝臟與血液中含量較多。它是各種酵素的重要成分，尤其關係到蛋白質與基因的代謝順利與否。在一般飲食生活中不用擔心不足。

食品中，牛奶與乳製品、豆類、肝臟、穀類裡含有較多的鉬。

　　在「日本人的飲食攝取基準」中，指出了許多無機物（鈣、磷、鐵、銅……等）若習慣性地過度攝取，便會造成健康障礙風險的分量（「日本人的飲食攝取基準（2015年版）」中的「上限攝取量」。編按：國人請參考衛福部「國人膳食營養素參考攝取量」），譬如過度攝取一種無機物可能阻礙其他無機物的吸收。而過度攝取鈣會造成泌尿道結石或乳鹼性症候群；過度攝取碘會引起甲狀腺功能低下症或甲狀腺腫大等，這些都是眾所周知的事實。

4.3　無機物的吸收

　　一般而言，無機物經由胃酸離子化溶解後，主要從腸道被吸收。無機物與腸道內膜裡的某種蛋白質結合，會輸送到腸道內膜下的血管而被吸收。另外無機物的吸收，與促進吸收的因子（物質）和阻礙吸收的因子（物質）有關。被吸收的無機物會經過肝門靜脈與肝臟，再經由血液輸送到全身。

話說表格下方所寫的資料來源，「日本食品標準成分表」是什麼？

那是一張顯示出食品中含有哪些營養成分、多少營養成分與多少熱量的表格。

表格中記載了每100g可食部分的數據。隨著時代的變遷，這些數據也會調整與更新，「日本食品標準成分表2015年版（七訂）」（文部科學省科學技術、學術審議會資源調查分科會報告，2015年）共收錄了2191項食品。妳若是有興趣的話，不妨去看看吧。

第 **5** 章

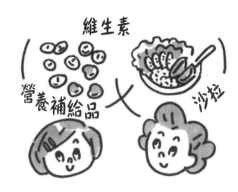

維生素

花梨：「維生素和無機物有何不同？」

康子：「兩者都是微量營養素，維生素是由碳、氫、氧和氮等構成的有機化合物。」

花梨：「喔～維生素方面，也是有販售許多營養補給品呢。有那麼多的營養補給品，表示維生素容易攝取不足嗎？」

康子：「如果挑食，營養不均衡就會容易不足。不過我也說過很多次，不可以只依賴營養補給品，平日的飲食才是最基本的。」

花梨：「了～解～」

5.1　何謂維生素？

　　維生素具有使身體正常發育和活動的功能，儘管非常微量，卻是能發揮作用的營養素。維生素無法在人體內合成，即使合成分量也不足，因此人類必須從食物中攝取動植物所合成儲存的維生素。維生素的作用與酵素及荷爾蒙類似，由於無法在體內合成，因此有所區別。

　　維生素從性質的差異分成**脂溶性維生素**與**水溶性維生素**。脂溶性維生素不溶於水，但可溶於油脂，它能以溶於油脂中的形式儲存在肝臟等體內器官，必須注意過度攝取造成的弊病。另一方面，水溶性維生素可

溶於水，攝取過多的部分大多會排泄到尿液中，所以無法儲存在體內，因此每日攝取是一大要事。另外，雖然有些物質不是維生素，卻能在體內轉換成特定的維生素，這些稱為維生素原。

花梨：「維生素原的『原』是什麼意思？」

康子：「『原』的意思是『之前的』。維生素原是維生素的前驅物質。」

5.2　脂溶性維生素的種類與作用

(1) 維生素A（視黃醇）

維生素A具有讓皮膚，尤其是黏膜組織與眼睛功能維持正常的作用，將光的刺激傳達到腦部時所需的視紫質，這種物質再度合成時需要維生素A。若是體內缺乏維生素A，就會因此得到夜盲症，症狀惡化可能會失明。此外，缺乏症狀有角膜乾燥症、皮膚與黏膜受損、兒童發育障礙等。過量的症狀則有頭痛、皮膚脫屑、掉髮、肌肉疼痛等。另外近年來也有報告指出，孕婦長期過度攝取會導致胎兒畸形。

維生素A只存在於動物性食品中，尤其肝臟中含量豐富（表5.1）。

植物性食品中有維生素A的前驅物質（維生素原A）胡蘿蔔素（圖5.1），在動物體內會轉換成維生素A。此外並未有胡蘿蔔素過量症狀的報告。黃綠色蔬菜中含有許多胡蘿蔔素。另外維生素A、胡蘿蔔素若和脂質一起攝取，利用效率就會提高。

表5.1 富含維生素A的食品

	食品名	1次食用量（g）	標準量	維生素A含量（視黃醇當量）（µgRAE）	100g之中的維生素A含量（視黃醇當量）（µgRAE）
肉類	豬肝	80	韭菜炒豬肝1人份	10,400	13,000
	雞肝	60	烤雞串2支	8,400	14,000
	牛肝	80	燒肉1人份	880	1,100
海鮮類	鰻魚（蒲燒）	100	1人份	1,500	1,500
	銀鱈（生）	100	1大片	1,500	1,500
蛋類	蛋黃（雞蛋、生）	30	1顆蛋	144	480
奶類	加工起司	25	1片	65	260
油脂類	奶油（有鹽奶油）	10	2茶匙	52	520
蔬菜類	菠菜（生）	80	1/4把	280	350
	茼蒿（生）	80	4～5根	304	380
	小松菜（生）	80	1/4把	208	260
	胡蘿蔔（去皮、生）	20	配菜	138	690

（資料：日本食品標準成分表，2015年版（七訂））

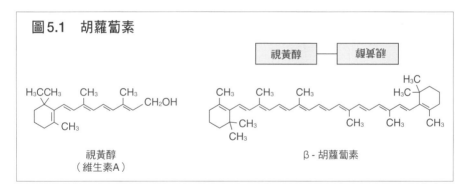

圖5.1 胡蘿蔔素

視黃醇
（維生素A）

β-胡蘿蔔素

(2) 維生素D（鈣化醇）

　　維生素D能促進十二指腸及小腸上段吸收鈣，還能促進鈣在骨骼與牙齒中沉積。在體內實際有功能的是在肝與腎活性化的活性型維生素D，它具有如荷爾蒙的代謝調節作用。若缺乏維生素D，不僅會罹患佝僂病（幼兒）或軟骨症（成年人），骨量也會減少。在日本，維生素D藥劑廣泛用於預防、治療骨質疏鬆症。

　　富含維生素D的食品有魚肝油、蛋黃、黃油、脂肪多的魚類（沙丁魚、鰤魚、秋刀魚等）、鰻魚等（表5.2）。

　　另一方面，藉由照射紫外線，會在人體皮下從維生素原D（7-去氫膽固醇）合成。不妨適度地（15～30分鐘）在戶外散步、曬曬太陽。至於過量症狀已知有高鈣血症、腎功能障礙、軟組織石灰化障礙等。

表5.2　富含維生素D的食品

	食品名	1次食用量（g）	標準量	維生素D含量（μg）	100g之中的維生素D含量（μg）
海鮮類	鮭魚（生）	80	1片	25.6	32.0
	鯡魚（燻製）	50	1條	24.0	48.0
	秋刀魚（帶皮、生）	100	1大尾	14.9	14.9
	沙丁魚（生）	200	2尾	64.0	32.0
蛋類	蛋黃（雞蛋、生）	30	1顆蛋	1.8	5.9
菇類	木耳（乾燥）	5	10朵	8.5	85.4
	乾香菇	5	2～3朵	0.6	12.7
	舞菇（生）	20	1/4把	1.0	4.9

（資料：日本食品標準成分表，2015年版（七訂））

(3)維生素E（生育酚）

　　維生素E可防止體內脂質氧化，具有防止老化的作用。由於它具有抗氧化作用，會將其添加在各種食品之中以防止食品氧化。若是維生素E不足，除了會造成動物不孕或流產，細胞膜也容易被破壞，紅血球容易損壞，易引發貧血和罹患皮膚炎。報告指出，過量則容易引起出血。維生素E在大豆油、棉籽油等植物油，或牛奶、蛋類中含量豐富（表5.3）。

(4)維生素K（葉綠醌）

　　維生素K的主要作用是，參與血液凝固的凝血酶原之生成調節。另外

還有解毒作用、利尿作用、及骨骼蛋白成分合成促進作用引發的骨骼形成促進作用。若是缺乏可能引發血液凝固不全或罹患出血性疾病。

表5.3　富含維生素E的食品

	食品名	1次食用量（g）	標準量	維生素E含量（mg）	100g之中的維生素E含量（mg）
油脂類	葵花油	10	1湯匙	3.9	38.7
	棉籽油	10	1湯匙	2.8	28.3
	紅花油	10	1湯匙	2.7	27.1
種子類	杏仁（油炸、調味）	20	13～15粒	5.9	29.4
海鮮類	鮪魚罐頭（油漬）	50	1/2～1/3罐	1.4	2.8
	鰻魚（蒲燒）	100	1人份	4.9	4.9
	鰤魚（生）	100	1大片	2.0	2.0
蔬菜類	西洋南瓜（生）	80	3～4片	3.9	4.9
	蘿蔔葉（生）	50	1/2株	1.9	3.8
	菠菜（生）	80	1/4把	1.7	2.1
果實類	酪梨（生）	150	1/2顆	5.0	3.3

（資料：日本食品標準成分表，2015年版（七訂））

表5.4　富含維生素K的食品

	食品名	1次食用量（g）	標準量	維生素K含量（μg）	100g之中的維生素K含量（μg）
豆類	拔絲納豆	50	1包	300	600
蔬菜類	青花菜（生）	70	3～4朵	112	160
	韭菜（生）	30	1/3把	54	180
	高麗菜（生）	50	1片	39	78
	菠菜（生）	80	1/4把	216	270

（資料：日本食品標準成分表，2015年版（七訂））

　　維生素K主要在納豆、黃綠色蔬菜、萵苣和高麗菜中含量較高（表5.4）。另外，除了從食品中攝取，也能經由腸內細菌合成。

5.3 水溶性維生素的種類與作用

(1)維生素 B_1（噻胺）

　　維生素 B_1 做為組織內醣類代謝所需的輔酶發揮作用。如果維生素 B_1 不足，在能量產生過程中丙酮酸的轉換會受到阻礙，體內就會累積丙酮酸。丙酮酸在體內累積會對神經與肌肉造成障礙，形成腳氣病，及引起倦怠感與疲勞感。維生素 B_1 缺乏症狀除了腳氣病，還有消化不良、食慾減退、體重減少等。

　　維生素 B_1 在胚芽、豆類、肉類（尤其豬肉）中含量豐富（表5.5）。米的胚芽與外皮中含量不少，胚芽米含有許多維生素 B_1。另一方面，精白米只有極少量的維生素 B_1，所以若較常攝取白米會容易不足。市面上有販售白米添加維生素 B_1 的強化米，將其少量混入白米中就能充分攝取。因維生素 B_1 易溶於水中，加熱後也會稍微不穩定，雖然依調理方式程度略有差異，但有可能在調理時損耗。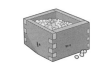

表5.5　富含維生素 B_1 的食品

	食品名	1次食用量（g）	標準量	維生素 B_1 含量（mg）	100g之中的維生素 B_1 含量（mg）
穀類	糙米飯	70	1杯	0.11	0.16
	全麥麵包	60	麵包1片	0.10	0.16
肉類	豬里肌肉（紅肉、生）	80	2片	1.06	1.32
	豬腿肉（帶肥肉、生）	80	2片	0.72	0.90
	豬絞肉（生）	80	肉丸4顆	0.55	0.69
海鮮類	鰻魚（蒲燒）	100	1人份	0.75	0.75
	鰹魚（春季漁獲、生）	100	1大片	0.13	0.13
蔬菜類	甜玉米	200	中型1根	0.30	0.15

（資料：日本食品標準成分表，2015年版（七訂））

(2)維生素B₂（核黃素）

維生素B₂可做為醣類、脂質、蛋白質的代謝輔酶，另外也有促進發育的作用。若缺乏會引起口脣炎、舌炎、口角炎、發育障礙、體重減輕等。富含維生素B₂的食品有肝臟、起司、蛋、花生、綠色蔬菜（表5.6）。非常經不起光線照射，對於水與熱比較穩定。

表5.6　富含維生素B₂的食品

	食品名	1次食用量（g）	標準量	維生素B₂含量（mg）	100g之中的維生素B₂含量（mg）
肉類	牛肝	80	燒肉1人份	2.40	3.00
	雞肝	60	烤雞串2支	1.08	1.80
蛋類	蛋黃（雞蛋、生）	30	1顆蛋	0.16	0.52
	鵪鶉蛋（生）	30	2～3顆	0.22	0.72
奶類	普通牛奶	210	1杯	0.32	0.15
海鮮類	扁魚（生）	100	1/2尾	0.35	0.35
	鰻魚（蒲燒）	100	1人份	0.74	0.74
	鰤魚（生）	100	1大片	0.36	0.36
豆類	拔絲納豆	50	1包	0.28	0.56
蔬菜類	甜玉米（生）	200	中型1根	0.20	0.10
菇類	舞菇（生）	20	1/4把	0.04	0.19

（資料：日本食品標準成分表，2015年版（七訂））

若是缺乏維生素B群，會容易使皮膚粗糙、長痘痘喔。

小知識●〔輔酶〕　所謂輔酶是能與酵素（可逆的）結合，協助酵素發揮作用的物質。通常只有酵素或輔酶並無法發揮作用，酵素與輔酶須結合才具有酵素作用。

(3)菸鹼酸

菸鹼酸在醣類、脂質、蛋白質代謝時是非常重要的輔酶。具有使消化道功能正常，及保護皮膚與黏膜的作用。菸鹼酸經由部分腸內細菌合成，在體內也由必需胺基酸的色胺酸合成。如果不足，會在身體左右對稱地出現稱為癩皮病的皮膚症狀，或者引起下痢、神經官能病、口舌炎等。

菸鹼酸以菸生愈醯胺的形式廣泛分布於食品中，尤其肝臟、肉類、魚類中的含量豐富。不怕熱、酸、光線，在水中也比較不易溶解，調理時較少損耗。

此外，菸鹼醯胺有時會做為第一型糖尿病患者的治療藥物；菸鹼酸則會用來治療脂質異常症（舊稱高脂血症*）患者。目前已知大量投藥會對消化系統帶來不良影響（消化不良、嚴重下痢、便祕），對肝臟也會造成障礙（肝功能低落、猛爆性肝炎）。

*編註：台灣正式名稱仍為高脂血症，請參考 P.194。

(4)維生素B6（吡哆醇）

維生素B6在醣類、脂質、蛋白質代謝時，尤其在胺基酸產生能量時是重要的輔酶，另外也具有保護皮膚的作用。如果缺乏會成長遲緩，

表5.7　富含維生素B6的食品

	食品名	1次食用量（g）	標準量	維生素B6含量（mg）	100g之中的維生素B6含量（mg）
海鮮類	鰹魚（生）	100	1大片	0.76	0.76
	黑鮪魚（魚背肉、生）	100	1大片	0.85	0.85
	鮭魚（生）	80	1片	0.51	0.64
肉類	嫩雞胸肉（去皮、生）	80	2片	0.51	0.64
	牛肝	80	燒肉1人份	0.71	0.89
	豬腿肉（瘦肉、生）	80	2片	0.26	0.32
蔬菜類	青花菜（生）	70	3～4朵	0.19	0.27
果實類	酪梨（生）	150	1/2顆	0.48	0.32

（資料：日本食品標準成分表，2015年版（七訂））

或引起皮膚炎、貧血、神經過敏症等。維生素 B_6 在動植物食品中含量較多，尤其肝臟、肉類、魚類中的含量不少（表5.7）。對於鹼或光線比較不穩定。

(5) 維生素 B_{12}（氰鈷胺）

維生素 B_{12} 具有抗貧血作用，另外也參與促進成長、合成蛋白質與核酸等。維生素 B_{12} 含有無機物鈷。目前已知如果缺乏會引起惡性貧血。大多數動物性食品中含量較多，尤其肝臟、貝類、肉類中含量不少（表5.8），也能經由腸內細菌合成。雖然對於熱很穩定，卻具有容易吸收空氣中水分的性質。

表5.8　富含維生素 B_{12} 的食品

	食品名	1次食用量（g）	標準量	維生素 B_{12} 含量（µg）	100g之中的維生素 B_{12} 含量（µg）
海鮮類	蛤蜊（生）	20	帶殼1/2杯	10.5	52.4
	牡蠣（生）	60	5～6顆	16.9	28.1
	秋刀魚（帶皮、生）	100	1大尾	15.4	15.4
	沙丁魚（生）	200	2尾	31.4	15.7
肉類	牛肝	80	燒肉1人份	42.2	52.8
	豬肝	80	韭菜炒豬肝1人份	20.2	25.2
蛋類	鵪鶉蛋（生）	30	2～3顆	1.4	4.7
奶類	加工起司	25	1片	0.8	3.2

（資料：日本食品標準成分表，2015年版（七訂））

(6) 葉酸

葉酸在合成核酸與代謝胺基酸時是重要的輔酶，另外也參與造血作用。若是缺乏會引起巨紅血球貧血、白血球減少、舌炎、下痢等。食品中肝臟、大豆、豆類、葉菜類的綠色蔬菜等含量較多。

懷孕對於葉酸的需求量會顯著地增加，另外與降低神經管缺陷的風險也有關，因此計劃懷孕的女性及孕婦應積極地攝取。另一方面，已知大量

投藥會引起神經障礙、發燒、蕁麻疹、紅斑、搔癢症、呼吸困難等。

(7)泛酸

泛酸在醣類、脂質、蛋白質代謝時，尤其從各營養素產生能量的過程中是重要的必需輔酶。其中在脂肪酸合成、分解時也發揮重要的作用。如果不足會引起營養障礙、四肢劇痛、頭痛等。大多數植物性食品中都含有泛酸，尤其酵母中含量豐富，此外肝臟、薯類、蛋的含量也不少。泛酸易溶於水，對酸與鹼也不穩定，調理時極容易損耗。

(8)維生素C（抗壞血酸）

維生素C在蛋白質膠原蛋白合成時是必要的維生素。另外還具有代謝胺基酸、促進小腸吸收鐵、促進合成腎上腺皮質激素，及防止氧化等作用。若是缺乏會引起壞血病、皮下出血、成骨不全或成長不良等。

蔬菜類（菠菜、小松菜、胡蘿蔔等黃綠色蔬菜）、水果類（草莓、橘子、柿子、奇異果等）、薯類（番薯、馬鈴薯等）裡的含量豐富（表5.9）。

另外，火腿、香腸等加工食品，有時會添加維生素C做為氧化防止劑。

由於維生素C易溶於水，且遇到熱、酸、鹼或是在空氣中便會不安定，因此在烹飪或保存時會流失大量的維生素C，而食品中的維生素C含量會依食品的種類、溫度、保存方式、烹飪方式而有所不同。目前已知薯類作物中的維生素C較能耐熱。有報告指出抽菸（亦包含吸二手菸）會加速維生素C的代謝，因此希望抽菸者能夠比沒抽菸的人攝取更多維生素C。

表5.9　富含維生素C的食品

	食品名	1次食用量（g）	標準量	維生素C含量（mg）	100g之中的維生素C含量（mg）
薯類	番薯（去皮、生） 番薯（去皮、蒸） 番薯（去皮、烤）	100	中型1/2條	29 29 23	29 29 23
	馬鈴薯（生） 馬鈴薯（蒸） 馬鈴薯（水煮）	100	中型1顆	35 15 21	35 15 21
蔬菜類	青花菜（生） 青花菜（川燙）	70	3～4朵	84 38	120 54
	油菜花（日本種）（生） 油菜花（日本種）（川燙）	70	1/4把	91 31	130 44
	油菜花（西洋種）（生） 油菜花（西洋種）（川燙）	70	1/4把	77 39	110 55
果實類	臍橘	200	1顆	120	60
	甜柿	150	1顆	105	70
	草莓	250	8～10顆	155	62

（資料：日本食品標準成分表，2015年版（七訂））

5.4　維生素的吸收

　　維生素的吸收依照脂溶性維生素與水溶性維生素而有不同。脂溶性維生素可溶於脂肪，和脂肪一起被吸收。水溶性維生素可溶於水，主要從小腸上段到中段被吸收。另外在大腸也會吸收由腸內細菌合成的維生素B群與維生素K。

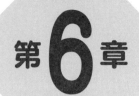

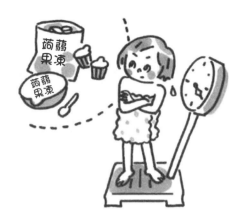

其他食品中的成分
～膳食纖維、水、機能性成分

花梨：「蒟蒻沒有卡路里嗎？」

康子：「並不是完全沒有，但可以想成低卡路里。」

花梨：「我有朋友說蒟蒻很適合減肥。」

康子：「蒟蒻含有許多膳食纖維，不僅有飽足感，也不會被消化吸收。」

花梨：「膳食纖維是減肥的強力伙伴呢。」

康子：「不只能防止過度飲食與卡路里過量，此外還有各種功能喔。」

6.1　膳食纖維

(1) 何謂膳食纖維？

　　人體的消化酵素所不能分解的成分總稱為膳食纖維。膳食纖維在體內不會被消化吸收，也不會做為熱量來源或身體成分使用。因此它是從原本的營養素概念中被剔除的食品成分（表6.1）。然而，近年來揭露了膳食纖維的各種生理機能，因而受到矚目，因此有時也會被列為營養素之一。

表6.1　富含膳食纖維的食品

	食品名	1次食用量（g）	標準量	膳食纖維含量（g）	100g之中的膳食纖維含量（g）		
					水溶性	不溶性	總量
穀類	吐司	60	6片入，1片	1.4	0.4	1.9	2.3
	烏龍麵（川燙）	200	1碗公	1.6	0.2	0.6	0.8
	蕎麥麵（川燙）	200	1人份	4.0	0.5	1.5	2.0
薯類及澱粉類	番薯（帶皮、蒸熟）	100	中型1/2條	3.8	1.0	2.8	3.8
	馬鈴薯（蒸熟）	100	中型1顆	1.8	0.6	1.2	1.8
	蒟蒻片	60	關東煮1串	1.3	0.1	2.1	2.2
豆類	四季豆（川燙）	40	1/2杯	5.3	1.5	11.8	13.3
	紅豆（川燙）	40	1/2杯	4.7	0.8	11.0	11.8
	大豆（國產、黃大豆、川燙）	40	1/2杯	2.6	0.9	5.8	6.6
蔬菜類	蘿蔔乾（乾）	10	1/5杯	2.1	5.2	16.1	21.3
	菠菜（川燙）	80	1/4把	2.9	0.6	3.0	3.6
	牛蒡（川燙）	60	約20cm	3.7	2.7	3.4	6.1
果實類	橘子	100	2顆	1.0	0.5	0.5	1.0
	蘋果（帶皮）	200	1顆	3.8	0.5	1.4	1.9

（資料：日本食品標準成分表，2015年版（七訂））

COLUMN　膳食纖維的定義與分類

　　膳食纖維的定義與分類，目前依照觀點不同而略有差異。在「飲食攝取基準」中，難消化性碳水化合物被視為膳食纖維。另外，也註明在只攝取普通食品的狀態下，攝取的膳食纖維幾乎都是非澱粉性多醣類。

表6.2　主要的膳食纖維（不溶性與水溶性）

分類	名稱	成分
不溶性	纖維素 半纖維素 果膠 木質素 甲殼素	葡萄糖 葡萄糖 半乳糖醛酸 芳香族類碳氫化合物 聚葡萄糖胺
水溶性	果膠 植物膠 黏質 海草多醣類	半乳糖醛酸 聚糖醛酸苷、半乳糖醛酸 聚葡甘露糖、海藻酸 鹿角菜苷

(2)膳食纖維的種類

膳食纖維有纖維素、半纖維素、果膠、聚葡甘露糖等難消化性多醣類，以及動植物中含有的木質素、甲殼素等成分。

此外膳食纖維可分成不溶於水和可溶於水的類型（表6.2）。不溶性膳食纖維具有保水性、吸附性、黏稠性、膨脹性等性質。另外水溶性膳食纖維大多在大腸內經由腸內細菌分解，產生酪酸、乳酸、醋酸等，並產生氫、二氧化碳、甲烷等，部分做為熱量使用。另外也能促進腸內細菌的增殖。

●纖維素、半纖維素

纖維素、半纖維素是構成植物細胞壁的不溶性膳食纖維，是由多個葡萄糖結合的難消化性多醣類。由於澱粉中葡萄糖的結合方法，與纖維素或半纖維素裡的葡萄糖結合方法不同，所以人體的消化酵素不能分解，也無法被人體吸收。牛蒡、高麗菜、萵苣、薯類等植物性食品中的含量豐富。

●果膠

果膠是果實中含有的水溶性膳食纖維，具有連接細胞膜的作用。果膠因砂糖與果實所含有的酸的作用，而具有像果醬、橘皮果醬或果凍般凝固的性質。構成果膠的糖有半乳糖醛酸、果膠酯酸、果膠酸等。因為

人體的消化酵素不能分解，所以無法吸收。

●**聚葡甘露糖（蒟蒻纖維素）**

聚葡甘露糖是蒟蒻的主要成分，為葡萄糖與甘露糖結合而成的水溶性膳食纖維。因為人體的消化酵素不能分解，所以無法吸收。

●**寒天**

寒天是石花菜等紅藻類的細胞膜含有的多醣類。雖然不溶於水，但可溶於溫水（77～82℃），在30～40℃以下冷卻後會凝固變成果凍狀。人體的消化酵素無法分解。

●**其他難消化性多醣類**

海藻中的聚半乳糖、鹿角菜苷、海藻酸等，在各種加工食品中做為安定劑，或給予黏性等多種目的使用。人體的消化酵素無法分解。

菊芋含有菊糖這種難消化性多醣。

(3)膳食纖維的作用

膳食纖維的生理作用為：①藉由增加攝取的食物體積而提前有飽足感，防止飲食過量；②增加咀嚼次數，使口腔內淨化，預防蛀牙（齲齒）；③使消化道運動活躍，促進分泌消化酵素；④延緩醣類的吸收，預防肥胖與糖尿病；⑤阻礙腸道吸收膽固醇；⑥使膽汁在體內循環正常，預防膽結石；⑦增加糞便量，預防便祕；⑧吸附致癌物質與有害物質並排出體外，預防疾病的發生等（圖6.1）。

另外，由於膳食纖維具有保水性與黏稠性，特色是能阻礙、延緩各種營養素的吸收。這些作用大多對身體有顯著的效果，為了維持健康，一定要十分留意必須從蔬菜類、果實類、海藻類、菇類等，攝取充足且適當分量的膳食纖維。

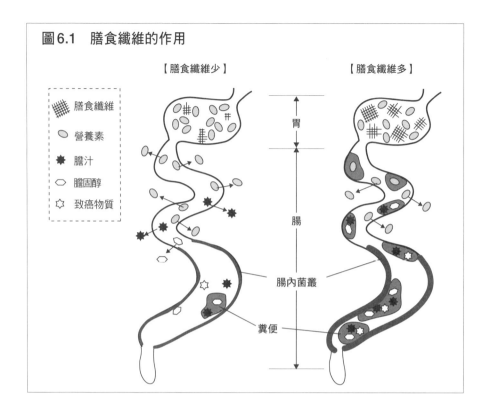

圖6.1　膳食纖維的作用

6.2　水的作用與出納

(1)人體構成成分中最多的水

　　水在構成人體的成分中分量最多，占了成人體重約50～65%。通常男性體內的水含量比女性還要多。另外嬰幼兒比成人多，並隨著年齡增長而減少。

　　若體內水分流失約10%便難以維持生命，流失20%就會致死。此外2%程度的脫水會使人感覺口渴。

　　水具有各種作用，做為營養素的消化作用、將吸收的營養素輸送到各個組織、將代謝物排泄到體外或調節體溫時的必要成分，並且參與了體內進行的所有化學、物理反應。

(2)水分的進出（出納）

　　一般生活中，成人一天會**攝取並排泄**2000 ～ 2500mL的水。攝取的水之中，飲用水約800 ～ 1300mL；食物中包含的水約1000mL；而所謂的代謝水，是在代謝醣類、脂質、蛋白質時所產生的水，約200 ～ 300mL。另一方面排泄的水，尿液約1000 ～ 1500mL、糞便中約100ml，而被稱為不知覺性失水，經由呼吸等從皮膚與肺部蒸散的水分約900mL，體內的水量須經常維持攝取與排泄的平衡（圖6.2）。

　　此外，通常水分進出的概念並不包含汗水。因此劇烈勞動與運動揮汗如雨時，必須補給經由汗水流失的水分。尤其嬰幼兒代謝旺盛，水分的代謝調節也尚未成熟，另外高齡者通常不易覺得口渴，都應更留心積極地攝取水分。

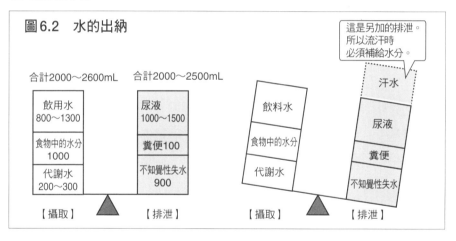

圖6.2　水的出納

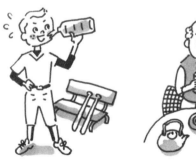

要注重水分的攝取

6.3 機能性成分

所謂機能性成分是指食品中含有的微量物質，近幾年人們從這些成分中發現了各種有助於健康的功用。

(1)多酚

多酚是醣類部分變化的物質總稱，植物的葉子、花朵與莖裡的含量豐富，具有非常多的種類。屬於多酚的同類有類黃酮、花青素、兒茶素（單寧的一種）、酚，並各自有許多種類。

類黃酮是褐色與奶油色的色素，花青素則是紅色、粉紅色、紫色、藍色、黑色系色素。另外兒茶素是苦味、澀味、嗆味等味道的呈味成分。香草類與香料類的辛香料則含有大量且各式種類的酚類。

近年來多酚的生理作用顯示了高抗氧化性，做為抑制體內活性氧（老化、癌症與循環系統疾病等生活習慣病發病的原因之一）產生的因子而受到矚目。另外，多酚也被期待能增強免疫力與抗過敏作用。

●異黃酮

異黃酮是多酚類的一種類黃酮，大豆與大豆製品中的含量豐富。它的構造類似女性荷爾蒙，被視為具有與女性荷爾蒙類似的作用，它做為植物性荷爾蒙的作用近年來受到矚目。代表性的生理作用為藉由降低血中膽固醇作用預防脂質異常症（高脂血症）；藉由抑制骨骼破壞（骨質溶出）作用預防骨質疏鬆症。此外，最近對於因營養補給品所造成的過度攝取敲響了警鐘。

●花青素

花青素是一種多酚，做為紅色、粉紅色、紫色、藍色、黑色系色素，包含在植物的葉子、花朵、莖與果實中。是紅酒多酚的成分之一（紅酒中含有各種多酚）。紅酒能有效預防心臟病，是由於花青素的抗

氧化作用。包含葡萄、藍莓在內，蘋果、草莓等許多果實中也都含有。

●兒茶素

兒茶素是知名的綠茶成分，是多酚的一種。除了綠茶，蘋果、梨子、蓮藕等果實與蔬菜中也都含有兒茶素，茶與葡萄酒的澀味皆來自於兒茶素。藉由茶與葡萄酒能減少心臟病的風險，原因之一是兒茶素的抗氧化、降低膽固醇、抑制血壓上升等作用。此外，它做為天然的防癌物質也備受期待。

●單寧

單寧是澀味與嗆味的原因，是分子比較大的多酚的總稱。像是兒茶素縮合的物質等，具有各式各樣的種類。包含在各種豆類與蔬菜類中。與兒茶素同樣是茶和葡萄酒的澀味成分。另外，咖啡的澀味是名為綠原酸的一種單寧。單寧已知會阻礙鐵的吸收，若是治療缺鐵性貧血而服用鐵劑時，茶類的攝取至少要等到飯後30分鐘後。

(2)類胡蘿蔔素

最有名的類胡蘿蔔素是胡蘿蔔與菠菜等黃綠色蔬菜中含有的胡蘿蔔素（維生素原A）。其他還有茄紅素或隱黃質等。

●茄紅素

茄紅素是呈現黃色、橙色、紅色的類胡蘿蔔素這種色素之一，包含在番茄、西瓜、柿子中，尤其番茄裡含量頗多。茄紅素不會變成維生素A。茄紅素的抗氧化作用（比胡蘿蔔素的效果更佳）可遏止老化原因之一的體內活性氧產生，此作用被期待能發揮抗癌作用或是做為生物體的防護因子。

●隱黃質

隱黃質也是呈現黃色、橙色、紅色的類胡蘿蔔素這種色素之一，蛋與橘子中含量頗多。隱黃質在體內和胡蘿蔔素同樣會轉換成維生素A。抑制致癌作用與抗氧化作用備受期待。

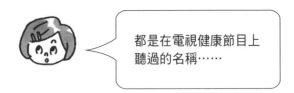

都是在電視健康節目上
聽過的名稱……

(3) 咖啡因

咖啡因是茶與咖啡中含有苦味的主要成分，有時也稱為咖啡鹼。由於咖啡因幾乎不會因為烘焙而改變，所以也不會使得茶或咖啡的苦味因加工法差異而有所變化。

咖啡因較多的食品通常會舉出咖啡做為代表，但實際上綠茶中的含量很高，約有3％。接著是紅茶2～3％，咖啡含量則是約1％。

對於咖啡因的感受因人而異，咖啡因具有略微強烈的生理作用，會刺激腦部與肌肉引起興奮狀態，可以提神消除疲勞，在醫療領域也會做為強心劑使用，此外還有利尿作用。雖然並非有毒性，但是慢性地大量攝取有時會中毒（咖啡因成癮的狀態）。

(4) 糖醇

●木糖醇

木糖醇包含在天然果實中。近年來做為甜味劑被廣泛用於點心類。由於不會使口腔內細菌與齒垢產生酸，所以成為能有效預防蛀牙的甜味劑（潔牙口香糖等）。

它的甜味與砂糖相等，呈現出具有清涼感的清爽甜味。熱量大約是砂糖的7成，熱量較低。另外這種甜味劑不會使血糖值上升，做為糖尿病患者的甜味劑也很有效。不過要是大量攝取，會引起暫時性下痢。

●赤藻糖醇

赤藻糖醇包含在天然果實中。近年來做為甜味劑被廣泛用於點心類。和木糖醇具有同樣的生理作用，甜味比砂糖淡一些，呈現出具有清

涼感的甜味。由於熱量幾乎等於0kcal/g，對於肥胖、糖尿病患者是有效的甜味劑，因而受到矚目。

(5) 辣椒素

辣椒素是辣椒的辣味成分之一，同時也是相關辣味成分的總稱。辣椒素類種類繁多，和胡椒的辣味成分胡椒鹼與胡椒脂鹼、花椒的辣味成分山椒素是同類。辣椒素類能有效預防肥胖與生活習慣病，這是因為辣椒素類具有促進熱量代謝的作用，其中又以辣椒素（Capsaicin）的效果特別顯著，因此使用辣椒入菜對於肥胖的預防與改善很有成效。

此外，ω-羥基辣椒素與辣椒素（Capsaicin）同樣為辣椒中含有的辣椒素類物質，沒有辣味卻具有抗氧化作用，能有效抑制老化原因之一的體內活性氧的產生。由於這些功效，近年來辣椒受到矚目，成為有效預防生活習慣病的一種食品。

寡醣

原本所謂的寡醣是指蔗糖或乳糖等小分子量的糖（p.53）。然而近年來，傾向於把人體內無法消化吸收的小分子量的糖，稱為寡醣。它的種類繁多，不只天然物，從食品中含有的一般糖類到工業製造的不計其數。

近年所稱的寡醣的共通性質是難消化性，攝取的寡醣到達大腸後，在腸內細菌的作用下發酵，發揮類似膳食纖維的作用，能有效預防便祕。此外也廣泛做為低卡路里甜味劑或抑制血糖急速上升的甜味劑。寡醣具有如此對人體有效的作用，因此也稱為機能性醣類。主要的種類有巴拉金糖、乳酮糖、寡果醣等。

COLUMN　活性氧、氧化壓力

人類缺少氧氣就無法維持生命。我們經常吸收氧氣用於各種代謝，然而在過程中氧氣會改變形式，形成活性氧。活性氧會攻擊對身體有害的物質並且擊退，但有時也會攻擊自身。除了活性氧以外，有些物質經過氧化會危害自己的身體。這些通稱為氧化壓力。

此外，目前已知體內脂質氧化，或活性氧增加後對自身攻擊，是造成生物身體老化的一大原因。

運動與氧化壓力

運動時，身體為了應付高強度的身體活動而需要大量的能量。為此需要許多氧氣，人們便會在運動時吸收許多氧氣至體內，因此體內會產生超出平常身體反應的活性氧。另一方面，已知經由鍛鍊能提高身體的抗氧化能力。

競技運動與抗氧化維生素的攝取

為了除去運動時增加的活性氧，建議大量攝取抗氧化維生素，如維生素E、C及β-胡蘿蔔素，和具有抗氧化作用的機能性成分。雖然仍不太清楚這些營養素與機能提升的關係，但在預防運動障礙方面，今後將會持續受到矚目。

不過關於過度攝取的壞處目前仍未有完整的研究成果，但攝取過度反而會對身體帶來不良影響。因此重要的是「多多攝取，但不可攝取過量！」為了預防過度攝取，須注意切勿過度倚賴營養補給品。

第**7**章

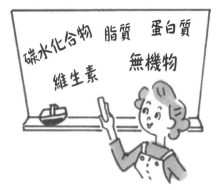

營養素的相互關係

花梨：「對於各個成分都學習過了，吃飽飯後這些都會在體內混在一起吧？
各種食品成分在體內彼此有何關聯呢～？」

　　我們人類經由飲食將多種食品成分（營養素、膳食纖維、水、機能
性成分）吸收至體內。雖然在體內有個別的任務，但是並非零散地扮演
各自的角色，而是彼此與其他營養素有深刻關聯，共同合作發揮作用。

7.1　　熱量代謝

　　做為熱量來源的營養素有碳水化合物（醣類）、脂質、蛋白質。它
們在體內混雜在一起產生熱量（圖7.1）。依照身體的狀態，熱量產生
基質的營養素並不相同。就概念上而言，優先順位可產生高熱量的基質
是碳水化合物（醣類）。由於體內碳水化合物（醣類）的量不多，一旦
碳水化合物的量不足，便會將脂質或蛋白質當作是產生熱量的基質來使
用。在脂質被做為產生熱量的基質使用的過程中，便需要 β 氧化這種
會大量消耗氧氣的反應。

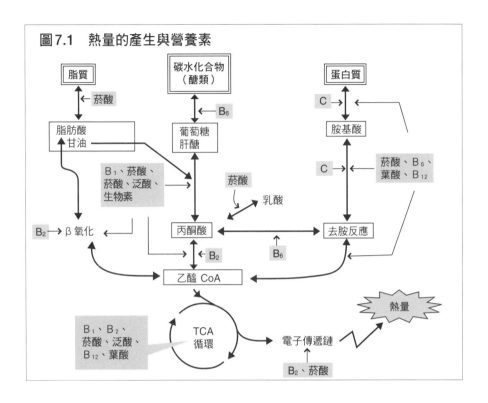

圖7.1　熱量的產生與營養素

　　如果從飲食中攝取的產生熱量的基質不充分，體脂肪就會被當作產生熱量的基質使用。另外，沒有（無法）攝取充分的飲食時，肌肉的蛋白質與血球就會被破壞以獲得胺基酸，將它做為產生熱量的基質使用。當想增大肌肉而攝取了許多蛋白質，但是熱量來源的碳水化合物（醣類）卻不充足時，蛋白質便不會被當作肌肉的材料使用，而是會先用來做為確保生存所需的能量。在日常生活中，碳水化合物（醣類）、脂質、蛋白質經常攜手合作，為了生存與生活而製造能量。

　　另外，光是只有產生熱量的基質營養素並無法產生熱量。碳水化合物（醣類）、脂質、蛋白質在產生熱量的反應中皆需要維生素，維生素做為輔酶發揮作用，才能順利產生熱量。

7.2 骨骼代謝

　　提到骨骼，不少人會聯想到鈣。的確，鈣是骨骼重要的主成分。然而若只有分量充足的鈣，並無法形成強壯的骨骼。骨骼以蛋白質的膠原蛋白為基質，並且以磷酸鈣（鈣與磷以2：1的比例結合的物質）為主成分的骨質逐漸沉積所形成。鈣是容易不足的營養素，談到骨骼健康都會提到鈣，不過骨骼若要良好的代謝，蛋白質與磷亦為必要成分。另外，鎂做為骨質成分的含量雖然不多，卻也很重要。

　　有許多營養素與鈣的代謝有關，例如腸道吸收鈣時，維生素D扮演了重要的角色。而根據同時攝取的磷與其他礦物質的量、蛋白質的質與量、脂質的量、膳食纖維等，鈣在腸道的吸收量也會改變。另外，鈣在腎臟（腎小管）會再次被吸收，而蛋白質與鈉等礦物質亦會影響其吸收量。此外，維生素A、K、C、B群等也參與了骨骼代謝（圖7.2）。

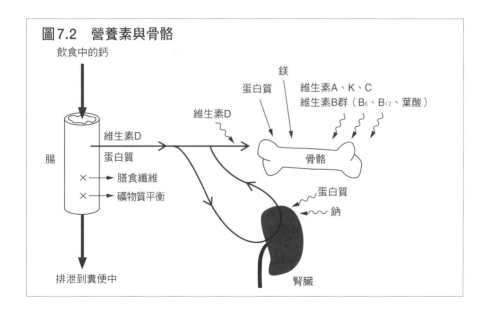

圖7.2　營養素與骨骼

7.3 鐵質代謝

鐵是難以吸收的營養素。食品中的鐵有兩種，一種為動物性食品中富含的血質鐵（Fe^{2+}），由蛋白質與有機酸結合而成；另一種為植物性食品、乳製品或貯藏鐵質中富含的非原血紅素鐵。血質鐵會在腸道被直接吸收，而非原血紅素鐵則會在腸道中，還原成血質鐵（Fe^{2+}）之後才被吸收，因此若同時攝取具有還原作用的維生素C，會更有助於吸收。

另一方面，膳食纖維與穀類中富含的植酸，及茶的成分單寧等則會阻礙鐵的吸收。另外，鐵為構成紅血球中蛋白質的血紅素極為重要的成分，而在生成血紅素時，需要銅做為反應的觸媒。

7.4 脂質氧化與抗氧化維生素

維生素E的抗氧化作用，有助於防止體內多元不飽和脂肪酸的氧化。而這個作用與維生素C也有密切關聯，因維生素E與維生素C會相互作用，消除氧化反應，防止生成過氧化脂質，且維生素C亦能幫助維生素E再生（圖7.3）。此外，β-胡蘿蔔素也能消去氧化物質，並中途停止一連串氧化反應的作用。抗氧化作用便是由上述這些維生素彼此通力合作進行。（β-胡蘿蔔素、維生素E、C是抗氧化維生素。）

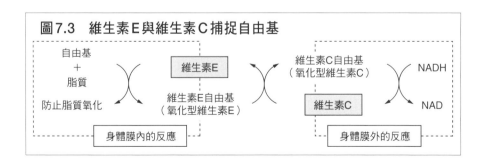

圖7.3　維生素E與維生素C捕捉自由基

●各營養素消化、吸收與代謝的全貌

COLUMN 美味的決定關鍵在於？

決定「美味」的因素，主要在於關係到各別食品的色、香、味的食品成分、烹飪素材、烹飪技巧的好壞、供餐時的溫度等等。再者，用餐地點的氛圍、牆面或餐具的顏色、餐桌擺飾等等的環境因素，以及身體健康狀態、心理狀態，甚至是人際關係，對於「美味」也都會有所影響。

關於味道

食物的基本味道有甜味、酸味、鹹味、苦味、鮮味，除此之外，還有澀味、辣味等，而日本人很善於享受各種味道帶來的美味。味覺對於生物來說也是一種訊號，使生物得知身體所需的物質(甜味、鹹味、鮮味)與會造成危險的物質（酸味、澀味、苦味）。

味蕾

味蕾是感受味道的部位（受體），位於舌頭的舌乳頭處。味蕾可接收到甜味、酸味、鹹味、苦味等味覺信號，並將此味覺信號傳遞至大腦，因此才會感受到「味道」。味蕾亦會源源不絕的製造出新味覺細胞，但是當鋅的攝取量不足時，味蕾便會難以形成新的細胞，導致「嚐不到味道」、「甜的東西吃起來卻是苦的」等味覺障礙的發生。此外，味蕾的數量也被認為會隨著年齡的增長而減少。

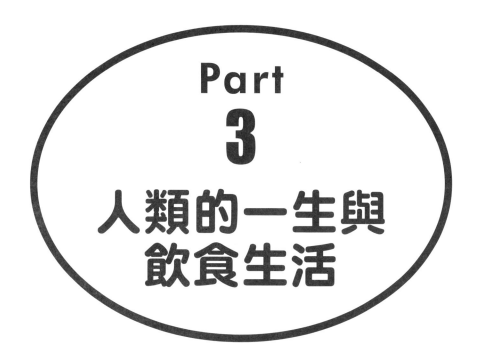

Part 3

人類的一生與飲食生活

人類誕生於這個世界後，無論是身體層面、精神層面、社會層面，都會歷經發育、發展、成長與充實等過程。Part3中，將會依照人類一生的各個生命階段，來思考其身體與心理的特徵及飲食生活。

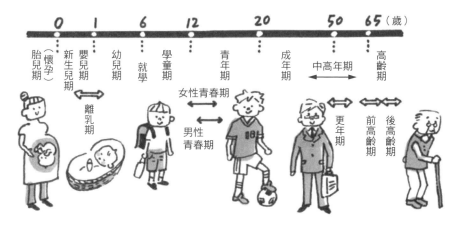

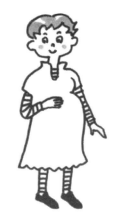

第8章

成為人母與飲食生活

花梨：「隔壁的山田太太不知何時肚子變大了，嚇我一跳。」

康子：「她的肚子裡有小寶寶，再過不久就是預產期了。」

花梨：「是小寶寶啊。肚子裡有小寶寶的媽媽很辛苦吧？不僅走路很累，是不是也得吃兩人份的食物呢？」

康子：「是啊。在生小孩的時候，女性的身體會發生很大的變化。或許妳還無法想像吧。」

8.1　懷孕時身體的變化

(1)胎兒的發育

受孕後，只會有一個細胞的受精卵反覆地細胞分裂，歷經胚胎（著床後7週）的階段，並成長發育為胎兒（第8週後～）。而這個生命約有40週的時間是在母親的子宮內度過。

懷孕6週時，心臟的部位會開始跳動。成為胎兒（8週）後會長成人形，此時期的大小約4cm，10週時便可以分辨性別。在這個時期之前，胎兒重要器官的分化會急速進行，容易受到各種影響，若受到感染、服用藥物或放射線等影響容易造成畸形。在20週之前，胎兒與胎兒附屬物大致形成，胎兒會開始活潑地活動，此時身高約為25cm，體

重250～300g。第32週時皮下脂肪會增加，體重也會顯著地增加。滿36週時胎兒的發育大致完畢，即將面臨生產。出生時的身高約50cm，體重約3kg。

胎兒附屬物

　　隨著懷孕，胎兒成長發育所需的器官會與胎兒同時成形。
　　胎兒在稱為卵膜的袋子中，浮在羊水裡成長發育。羊水能緩和外部對胎兒的衝擊，讓胎兒自由活動，同時也有緩和對母體的胎動之作用。在懷孕末期，羊水量會在500～1000mL。

　　胎盤是在受精卵著床的部位，由一部分子宮內膜變化後的脫落膜與胎兒的絨毛膜所構成，約在20週時會形成完整的胎盤。胎盤完成後幾乎不會有流產的危險，因此進入安定期。胎盤擔負著母子間物質交換與維持懷孕的內分泌作用，可從母體輸送營養素與氧氣，而胎兒新陳代謝的代謝產物與二氧化碳則會從胎兒輸送回母體。此外，母體血液中的成分並非全都轉移到胎兒的血液中，而是選擇性地輸送物質，某種程度可預防母子感染。

　　臍帶是連接胎兒臍部與胎盤的帶狀器官，由臍靜脈（臍帶靜脈）與臍動脈（臍帶動脈）所構成，直徑約1cm，長約50cm。臍靜脈裡有從胎盤將營養素與氧氣輸送給胎兒的動脈血；臍動脈裡則有靜脈血，包含了胎兒的代謝產物與二氧化碳。

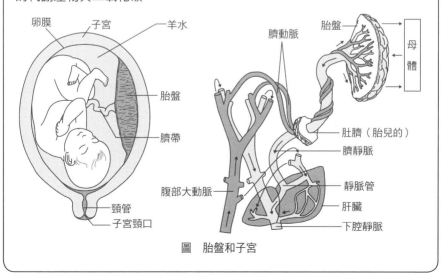

圖　胎盤和子宮

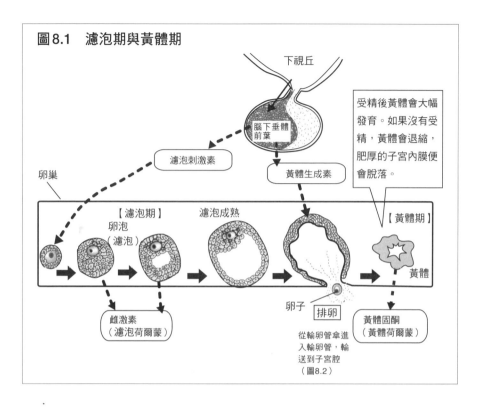

圖8.1 濾泡期與黃體期

下視丘

腦下垂體前葉

受精後黃體會大幅發育。如果沒有受精，黃體會退縮，肥厚的子宮內膜便會脫落。

濾泡刺激素

黃體生成素

卵巢

【濾泡期】
卵泡
（濾泡）

濾泡成熟

【黃體期】

黃體

卵子

排卵

從輸卵管傘進入輸卵管，輸送到子宮腔
（圖8.2）

雌激素
（濾泡荷爾蒙）

黃體固酮
（黃體荷爾蒙）

(2) 懷孕的生理變化

藉由從腦下垂體前葉分泌的濾泡刺激素，在每個月月經開始後，卵巢表層上眾多濾泡之中會有一個特別發育，變成帶有成熟卵的成熟濾泡。隨著這個濾泡的發育，會分泌雌激素（濾泡荷爾蒙）。從月經第1天到第14天，成熟濾泡受到黃體生成素的作用而自然破裂，成熟卵便排卵到腹腔內，而剩下的濾泡會變成充滿血液的血體，之後變成黃體分泌黃體固酮（黃體荷爾蒙）（圖8.1）。排卵的卵子在輸卵管傘被吸收至輸卵管內，輸送到子宮腔，若在這段過程中或者在子宮腔內與精子受精，且受精卵著床就是懷孕（圖8.2）。排卵後，子宮內膜會在著床～

小知識●〔何謂懷孕？〕 指受精卵在女性體內著床，反覆細胞分裂，發育成胚胎、胎兒，直到分娩為止的狀態。

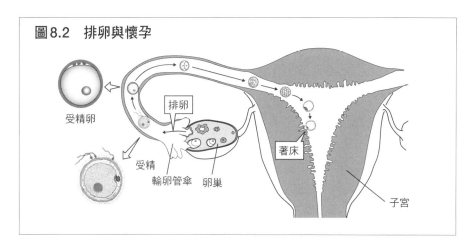

圖8.2　排卵與懷孕

受精卵

排卵

受精

著床

輸卵管傘　卵巢

子宮

懷孕的這段期間做準備而更加肥厚。如果沒有受精、著床，黃體會退縮，肥厚的子宮內膜就會脫落（月經的開始），卵巢表層則會開始發育下一個濾泡，如此不斷循環進行週期性的變化。雖然週期會因人而異，但一個週期約為28天（圖8.3）。

(3)懷孕期身體的變化

　　女性大多是月經晚來才察覺懷孕，另外身體感覺比平時燥熱、覺得不舒服、或是昏昏欲睡，有時也是通知懷孕的信號。懷孕後約10個月的期間，母體會在子宮內培育胎兒，身體會因此發生各種變化。

●懷孕造成體溫變化～基礎體溫上升

　　睡醒後在開始活動前，在床上測量的口腔內體溫稱為基礎體溫。如此在一定條件下測量體溫，可以得知排卵前的低溫期與排卵後的高溫期。排卵後在血中濃度增加的黃體素，具有使體溫上升的作用，因此排卵後女性的體溫會上升0.5～1℃。非懷孕時隨著月經開始體溫會下降。而懷孕後因為會持續製造黃體素，體溫便會維持居高不下，這高溫的狀態便會持續到懷孕5個月為止。

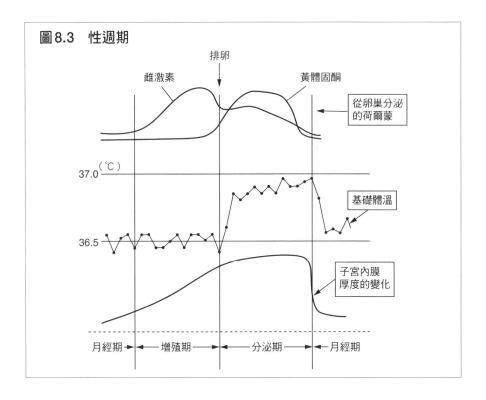

圖8.3　性週期

排卵

雌激素　　　　　　　　黃體固酮

從卵巢分泌
的荷爾蒙

(℃)

37.0

基礎體溫

36.5

子宮內膜
厚度的變化

月經期►◄──增殖期──►◄───分泌期───►◄──月經期

●體重的變化

懷孕初期由於孕吐等影響，體重有時反而會減輕。不過一般而言，從懷孕3個月末期開始，由於胎兒、胎兒附屬物、子宮增大、血液量增加和乳腺發達等，體重會開始增加。雖然因人而異，不過懷孕期間的體重增加量，建議為非懷孕時的體重（BMI *18.5以上，25.0以下）＋7～12kg；體重過輕（偏瘦）（BMI 18.5以下）為9～12kg；若是肥胖（BMI 25.0以上）則以大約＋5kg為標準。而懷孕中期～後期的體重增加量則建議在1週300～500g以內。此外，懷孕前若是一般體格，BMI接近體重過輕（偏瘦）時，最好將體重增加到接近建議體重增加量上限的範圍；如果接近肥胖時，體重增加量最好控制在下限。懷孕期間的體重增加量若是10kg，等於儲備了約3kg的脂肪以備生產後哺乳與育兒。

＊BMI（body mass index）＝體重（kg）÷｛身高（m）｝²

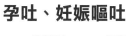

孕吐、妊娠嘔吐

從懷孕6～8週開始，許多孕婦會經歷1～2個月的孕吐。通常空腹時會出現強烈的感覺，尤其對味道會變得敏感，持續感到噁心，食慾減退，嚴重時會嘔吐。不過即使這段期間幾乎無法進食，也不會影響胎兒的發育。只要在吃得下的時候攝取想吃的食物就沒問題。此外，孕吐出現的情況有極大的個人差異，也有人若不持續進食就會出現噁心等症狀，像這種情況請注意別讓體重過度增加。

若孕吐症狀嚴重，1天嘔吐好幾次，難以攝取飲食或水分時，引起脫水症狀或營養失調的狀態就稱為妊娠嘔吐，這種情形必須輸液治療。

●子宮的變化

非懷孕時的子宮和雞蛋一樣大，懷孕之後滿3個月後為拳頭般大小，4個月時會跟兒童的頭部一樣大，5個月時和成人的頭一樣大，此時已可從外觀上清楚看出肚子變大許多。到了10個月時，肚子會隆起到心窩上方（子宮底的長度約35～39cm）。

●皮膚的變化

由於子宮增大與脂肪累積，腹壁急速地伸展，經常會出現妊娠紋。除了腹部以外，在乳房、大腿、臀部等處也會見到，另外色素沉澱也會變強烈。以上這些情況在產後就會消失。

●循環血液量增加與生理的缺鐵性貧血

懷孕3個月後血液量會開始增加。臨近生產時會增加到非懷孕時的1.3～1.5倍。隨著總血液量增加，紅血球數也會逐漸增加，由於血漿量明顯增加，全血比重、血球比容、血色素量會降低，呈現缺鐵性貧血的狀態（妊娠貧血症）。另外，懷孕中期到後期，由於對於胎兒鐵的供給量增大及母體的紅血球增加，使得鐵的需求提高，故鐵蛋白被使用後易呈現血清鐵不足的狀態，懷孕後期的孕婦約40％患有缺鐵性貧血。

●循環系統的變化

到懷孕中期，血壓會略微降低。血壓是妊娠高血壓症候群的重要指標，若收縮壓為140mmHg或舒張壓為90mmHg以上時須特別注意。

●呼吸系統的變化

隨著子宮變大，橫膈膜會往上推，呼吸時肩膀會有較大動作。呼吸次數與深度也會增加。

●其他變化

在懷孕後期，由於子宮增大使膀胱受到壓迫而變得頻尿，也會容易便祕。

孕婦在懷孕期間，情緒容易變得不穩定，經常有大幅波動。有時也會出現味覺、嗅覺的變化與自律神經系統不正常。

懷孕時應注意的疾病

①妊娠高血壓症候群

指懷孕（20週以後）、分娩後12週出現高血壓時，或者高血壓伴隨著蛋白尿的情況，並且這些症狀並非單純的妊娠合併症所引起。

孕婦之中約有1成有這些症狀，其中重症病例為1%。然而在日本，卻是孕婦產婦死亡原因的第1名。另外，已知孕婦死亡率、圍產期死亡率、胎兒發育障礙的發生率會提高。

②妊娠糖尿病

在懷孕時發病或暫時性糖代謝異常，因葡萄糖耐受性降低所引起。懷孕初期的高血糖容易造成畸形或流產，後期的高血糖通常會分娩出巨嬰。

此外，患有糖尿病的女性懷孕時，向醫師充分諮詢，控制血糖是至關重要的事。懷孕前到懷孕初期的高血糖，會提高畸形與流產的機率。中期以後的高血糖容易引起胎兒死亡、巨嬰、新生兒低血糖等。另外，儘管有極大的個人差異，就整體來看，懷孕會有使糖尿病惡化的傾向。

8.2　懷孕期的飲食生活

花梨：「懷孕的時候，媽媽的身體會發生很大的變化呢。孕吐聽起來感覺很難受。」

康子：「是啊。雖然也得看個人體質。」

花梨：「孕婦該如何攝取飲食呢？有固定的標準嗎？」

康子：「有一份懷孕期的飲食攝取基準，我們來看看吧。」

(1) 飲食攝取基準

●熱量攝取量

考量到母體基礎代謝的增加、胎兒與胎盤等組織的增加，所以需要再增加攝取量（表8.1）。

●蛋白質

由於胎兒、胎盤、臍帶、羊水、子宮肥大、循環血液量增加等，為了增加蛋白質儲備量而須增加攝取量，必須多攝取優良蛋白質。

●無機物與維生素

規定了鎂、鐵、鋅、銅、碘、硒的添加量。孕婦缺乏鎂會引起妊娠高血壓症候群，也會提高早產或死產的風險。雖然鈣在目前的飲食攝取基準中並未列入須增加攝取，但是由於容易不足，多多攝取（至少要達到建議攝取量）是一大重點。

維生素 A、B_1、B_2、B_6、B_{12}、葉酸、維生素C也規定了添加量。維生素D、泛酸、生物素的足夠攝取量也設定得比非懷孕期還多。葉酸在懷孕後的需求量明顯增加，應維持必要的攝取量。

配合懷孕期媽媽的身體變化再附加攝取基準量。

表8.1 懷孕期、哺乳期的飲食攝取基準（摘錄）

營養素等		18～29歲（女性）	30～49歲（女性）	孕婦	哺乳媽媽
熱量（kcal/天）	估計需要量[1]	1,950	2,000	（添加量）初期+50 中期+250 後期+450	（添加量）+350
蛋白質（g/天）	建議攝取量	50	50	（添加量）初期+0 中期+10 後期+25	（添加量）+20
脂肪熱量比率（%熱量）	目標攝取量（中央值）[4]	20～30[3]（25）	20～30[3]（25）	—	—
維生素A（μgRAE/天）	建議攝取量	650	700	（添加量）後期+80	（添加量）+450
	上限攝取量[2]	2,700	2,700	—	—
維生素D（μg/天）	足夠攝取量	5.5	5.5	7.0	8.0
	上限攝取量	100	100	—	—
維生素B₁（mg/天）	建議攝取量	1.1	1.1	（添加量）+0.2	（添加量）+0.2
維生素B₂（mg/天）	建議攝取量	1.2	1.2	（添加量）+0.3	（添加量）+0.6
維生素B₆（mg/天）	建議攝取量	1.2	1.2	（添加量）+0.2	（添加量）+0.3
	上限攝取量[5]	45	45	—	—
維生素B₁₂（μg/天）	建議攝取量	2.4	2.4	（添加量）+0.4	（添加量）+0.8
葉酸（μg/天）	建議攝取量	240	240	（添加量）+240	（添加量）+100
	上限攝取量[6]	900	1,000	—	—
維生素C（mg/天）	建議攝取量	100	100	（添加量）+10	（添加量）+45
鈣（mg/天）	建議攝取量	650	650	—	—
	上限攝取量	2,500	2,500	—	—
鎂（mg/天）	建議攝取量	270	290	（添加量）+40	—
	上限攝取量[7]	—	—	—	—
鐵（mg/天）無月經	建議攝取量	6.0	6.5	（添加量）初期+2.5 中期、後期+15.0	（添加量）+2.5
	上限攝取量	40	40	—	—
鈉（g/天）	目標攝取量	7.0以下	7.0以下	—	—
膳食纖維（g/天）	目標攝取量	18以上	18以上	—	—

（日本人的飲食攝取基準〈2015年版〉，日本厚生勞動省，國人請參考衛福部「國人膳食營養素參考攝取量」）

1）身體活動量等級II的情形。

2）不包含維生素A的類胡蘿蔔素。

3）對於範圍指出了大概的數值。

4）中央值乃指範圍的中央值，並非指最希望的數值。

5）並非飲食性維生素B₆的量，而是吡哆醇的量。

6）營養補給品與強化食品中包含的蝶酸單麩胺酸的量。

7）一般食品以外攝取量的上限攝取量，成人為350mg/天，幼兒為5mg/kg體重/天。除此之外從一般食品中攝取時，不設定上限攝取量。

(2) 孕吐時的飲食工夫

首先要勤加補給水分，因孕吐容易使進食量減少，且嘔吐會排泄水分，為了避免脫水，可藉由風味佳、順口的飲料確實攝取水分。

由於孕婦會變得對味道很敏感，將食物冷卻後比較不容易感受到味道（而且滋味口感更好，變得易於入口）；通常也會不喜歡油炸食物，不妨選擇清淡的日式餐點，並藉由一點酸味與辛香料增進食慾，喝碳酸飲料讓口氣清爽。雖然一直吃個不停也不好，但通常空腹時孕吐症狀會很強烈，最好身邊準備能簡單填個肚子的食物。烹調時的味道也很難受，這時不妨多加利用市售的配菜或冷凍食品。此外，由於每個人的體質不同，最好找到適合自己的食物及飲食方法。

孕吐時不用勉強自己進食，這不會影響到胎兒的發育。在想吃東西的時候，吃想吃的食物，攝取吃得下的分量即可。

孕吐時的便祕

（媽媽的口頭筆記）

有些人在孕吐的時期食量會大幅減少，而且容易便祕。而到了後期，因為子宮變大等影響，也會容易便祕。此時應多多攝取膳食纖維多的食品，或適量地喝一些能刺激腸胃的冷飲或碳酸飲料也很有效。

(3) 抽菸與飲酒的影響

抽菸：抽菸量愈大，新生兒的身高、體重會有愈低的傾向，早產、圍產期死亡率也會提高。這是因為抽菸會使血液中的血紅素與一氧化碳結合（一氧化碳比氧氣更容易結合），血液中的氧氣量降低，胎盤供給給胎兒的氧氣與營養補給就會受到阻礙。此外，即使孕婦本身不抽菸，二手菸也會提高低體重兒的出生率。

飲酒：懷孕初期大量飲酒，是智能障礙與運動機能發展障礙的原因，而後期則會延緩胎兒的發育。過度攝取酒精也會造成不孕、流產、早產及先天性異常，另外也會阻礙葉酸的吸收與代謝。

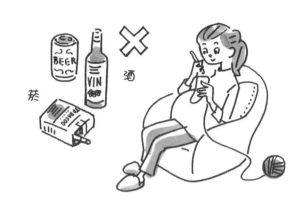

8.3 產後身體的變化

(1)產褥期身體的變化

所謂產褥期是指懷孕、分娩造成的母體變化，恢復成懷孕前狀態的產後6～8週。

懷孕期增加約10kg的體重，經由分娩出胎兒、胎盤、羊水、臍帶等以及出血，會減少約5～6kg。胎盤消失後會準備分泌乳汁，由於哺乳的刺激開始分泌乳汁。子宮在分娩後約8週會恢復成原本的大小，循環血液量則在1～2個月後會收復。分娩後6～8週月經就會來，哺乳則會延緩來的速度，根據個人體質而有不同。在精神上是自律神經不穩定的時期，尤其產後1週可能會出現暫時性失眠或煩躁等症狀（產後憂鬱）。

(2)哺乳期身體的變化

產褥期過後，身體會回復到與非懷孕時幾乎沒兩樣的狀況，最好在

小知識●〔圍產期〕 所謂圍產期是指從懷孕後期到新生兒早期，包含生產時期的這段期間，從1995年起定義為「懷孕22週以後與產後不到7天的新生兒期合計的時期」。

生產後6個月恢復成懷孕前的體重。哺乳相當需要體力，有時候半夜得多次哺乳，應充分考量身體狀況別太勉強。

8.4　哺乳期的飲食生活

母乳品質會受到母體的營養狀態影響，應注重攝取營養素均衡的飲食。因乳汁將近9成都是水分，充分補給水分尤其重要。

(1)飲食攝取基準（p.126表8.1）

●熱量攝取量

關於乳汁分泌的增加分量，考量到約6個月後會恢復成懷孕前的體重，所以須要增加攝取量。

●蛋白質

考量到母乳中含有的平均蛋白質分量需要添加，必須多多攝取優良蛋白質。

●無機物與維生素

考量到母乳中含有的無機物與維生素的平均量，亦設定各種無機物、維生素的添加量。鈣在目前的飲食攝取基準中並未附加，但因容易不足也應多多攝取（至少要達到建議攝取量）。

飲酒與抽菸

哺乳期應節制飲酒與抽菸，因為菸酒的成分會轉移到乳汁中。尤其抽菸會增加嬰兒猝死症候群（SIDS）的風險。

小知識●〔哺乳與產後母體的恢復〕　哺乳會刺激分泌泌乳素（催乳激素）與催產素（催乳素）這些荷爾蒙，藉此能分泌乳汁。另外，催產素具有使子宮肌收縮的作用，能促進子宮復原。

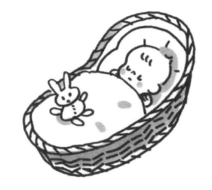

第**9**章

嬰兒期的生理與飲食生活　～成長期①

祖父：「花梨不知不覺間已經是國中生，她長大了呢。」

祖母：「是啊，她能活潑地長大真令人感到高興。我在養育上也有盡一份心。」

祖父：「我也常常哄她。看到爺爺的臉，她就笑逐顏開，真是可愛。」

祖母：「你只有哄她，從沒幫忙換過尿布。她一吐奶你就慌了手腳，我還以為發生了什麼事。」

祖父：「哎呀，有什麼關係，呵呵呵～」

9.1　嬰兒期身心的變化

(1)新生兒期身體的特徵

　　所謂新生兒期是出生到產後4週的期間。尤其產後1週稱為早期新生兒期，是開始自力生存（自立呼吸、維持體溫、血液循環變化、吸吮乳汁、消化、吸收與排泄等）的重要時期。

●體重的變化

　　新生兒出生時體重約3kg。新生兒期有時生理的體重會減少，約減少出生時5～10％的體重。這是由於哺乳量少於胎兒期的代謝物排泄

量所引起的，約1週後就會恢復成出生時的體重。此外，不到2500g的新生兒稱為低出生體重兒。

●身高

新生兒誕生時約50cm。

●生理性黃疸

出生後2～3天會出現黃疸，約在1週後便會消失。通常僅止於觀察過程，症狀強烈時有時必須治療。母乳性黃疸會長時間持續，一般都是輕度，不必中止餵食母乳。

●呼吸

新生兒採用腹式呼吸，1分鐘呼吸40～50次，次數較多。

●體溫

新生兒不善於調節體溫，體重愈輕愈有這種傾向。

(2)嬰兒期身體的特徵

1個月以後到滿週歲之前稱為嬰兒期。

●體重的變化

1年內的體重增加很顯著，3～4個月時約為出生時的2倍（約6kg），1年後增加到大約3倍（約9kg）。月齡愈小增加的比率尤甚。

●身高

與體重相同，月齡愈小成長率愈快，3個月時成長為約60cm。1年後約為出生時的1.5倍，約75cm（圖9.1）。

●胸圍、頭圍

胸圍從出生時約32cm，變成1年後約45cm；頭圍從約33cm成長為約45cm。

●前囟門、後囟門

新生兒出生時頭蓋骨分成8個部分，產後會急速地縫合，變成1個頭蓋骨。前囟門（位於前頭部）與後囟門（位於後頭部）分別在約1年

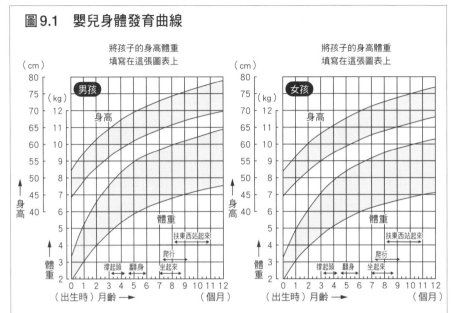

圖9.1 嬰兒身體發育曲線

撐起頭、翻身、坐起來、扶東西站起來、爬行及自己走路的箭頭，表示約半數孩子開始能做到的月齡、年齡，到約9成孩子能做到的月齡、年齡為止的期間。
孩子能做到時就用箭頭記下吧。

身高與體重的圖表：線條之中，是各月齡、年齡中94%孩子的數值。嬰幼兒發育有極大的個人差異，姑且將這張圖表當成一個標準。此外，未滿2歲時是躺著測量身高，2歲以上時則是站著測量身高。

（2010年嬰幼兒身體發育調查報告書，日本厚生勞動省）
▶在母子健康手冊中，刊有能得知大致發育標準的這張表。

半後及6個月後會閉合。

●呼吸、循環器官

以腹式呼吸1分鐘呼吸30～40次，脈搏數約120～130下。血壓比起成人較低（收縮壓100mmHg，舒張壓60～80mmHg）。

●體溫

由於代謝活躍，所以體溫較高，變動也很大。特別是即使沒有疾病症狀，因環境等影響，體溫有時也會超過37.5℃。

●長牙

6～7個月時，下排2顆門牙會先冒出來，接著上排2顆門牙會慢慢長出。1歲時會有8顆牙（圖9.2），3歲時會長滿20顆乳牙，特色是

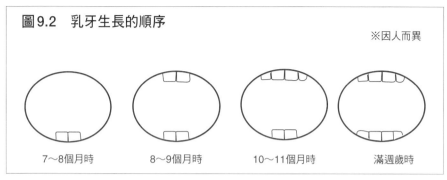

圖9.2 乳牙生長的順序

※因人而異

7～8個月時　　　8～9個月時　　　10～11個月時　　　滿週歲時

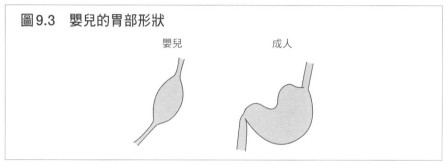

圖9.3 嬰兒的胃部形狀

嬰兒　　　　成人

個人差異極大。乳牙從出生前便開始準備生長，恆牙則是在開始長乳牙的6個月時開始準備。在長牙的時期，通常會流很多口水。

祖父：「說到這個，海人近1歲時上排牙齒連1顆也沒長，康子擔心得很呢。」

祖母：「是啊，還有很長一段時間只有3顆牙，康子非常擔心呢。1歲做牙科檢查時問了醫師，醫師說：『長奇數牙也很常見喔！』她才稍微放心。之後沒多久，上下兩排就各長了4顆牙齒。」

● **消化與吸收**

【嘴巴（攝取乳汁）】 嬰兒的舌頭與嘴唇是適於吸吮的構造。一開始會吸吮接著嚥下，這是一連串的反射運動，嘴邊碰到東西就會做出吸吮的動作正是這個原因。2 ～ 3個月後就能規律地隨意哺乳。

【胃】 　嬰兒的胃比成人更接近垂直，形狀就像酒壺（圖9.3），功能也不完全。新生兒胃的容量為50mL，3個月時為150～170mL，1歲時約350～450mL。

溢奶、吐奶

　　產後2～3個月時的嬰兒，身體換個方向，喝下的牛奶經常會逆流。這是因為胃的形狀與賁門（胃的入口）的括約肌尚未發展成熟所致。在哺乳後，幫寶寶把哺乳時和牛奶一起喝下的空氣拍出來（打嗝），就能有效預防溢奶及吐奶。

【腸子】 　小腸、大腸的功能也尚未成熟，剛開始在喝了乳汁後都會經常排出稀便。到了3個月大時，通常排便會變成1天2次。

　　嬰兒的糞便會因哺餵母乳與配方奶，而有形狀與次數的不同。喝母乳的寶寶，糞便是深黃色且水分多，產後1個月1天排便5次，3個月時1天排便2～3次。喝配方奶的寶寶，糞便則是介於黃色與綠色之間，且水分較少，產後1個月1天會排便2次。

●腎臟的作用

　　腎功能也尚未成熟。一開始1天會排尿15～20次。之後次數會逐漸減少。新生兒1天的尿量約100～200mL。

●睡眠

　　新生兒一開始除了喝奶以外的時間幾乎都在睡覺，但至乳兒期時，醒著與睡著的時間會逐漸區別開來。雖然因人而異，但寶寶4個月時在夜裡會在一定的時間睡覺。滿週歲時，白天午睡1～2次，合計2～3小時，夜裡則是固定的睡眠。而9個月開始有些寶寶會夜啼，夜啼的情形會持續一陣子（直到幼兒期中期）。

這個時期的母親很難入眠，容易睡眠不足。

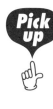

斯開蒙的發育曲線

斯開蒙的發育曲線

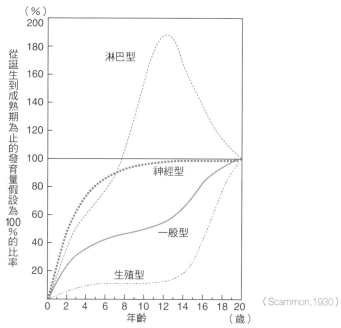

（Scammon, 1930）

這個曲線將20歲時（成熟期）的各臟器重量假設為100，各年齡的臟器重量以百分率表示，分成4種型態。可以得知出生後各臟器成長進行的程度依器官不同而有差異。

①**一般型**：表示身高、體重、呼吸器官等臟器的發育。乳幼兒期之前會快速發育（第一發育急進期），之後逐漸變得緩慢，在第二性徵開始出現的青春期會再度急速發育（第二發育急進期；青春期成長衝刺）。

②**神經型**：腦、脊髓等神經系統在乳幼兒期顯著地發育。

③**淋巴型**：胸腺、淋巴系統組織等，從幼兒期到學童期會快速成長，在青春期達到高峰，之後便會減緩。

④**生殖型**：生殖器、前列腺、子宮等在青春期之前些微成長，之後便急速成長。

各器官的成長型態有著如此差異，人的一生中，嬰兒期身體會有戲劇性的變化，之後的幼兒期、學童期、青春期也會持續變化成長，逐漸接近大人的身體。

(3)嬰兒期運動功能的發展

　　寶寶隨著身體的發育，會逐漸發展出運動功能（圖9.4）。發展的順序為從頭部往下肢、從中心往末梢、從大肌肉運動變成精確運動、從不自主運動到自主運動、從單純運動發展成協調運動。每個人的發展狀況都不盡相同，有時也會受到體重的影響。

(4)嬰兒期精神的發展

　　精神的發展與身體的發育、運動功能的發展有密切關聯。身體及運動功能順利發育發展時，精神面的發展也會很順利。

　　一般而言，寶寶1個月時會對鮮豔明亮的顏色、母親與周遭的聲音等外部刺激顯示出反應。2個月時雙眼會追著東西看或凝視，被人哄時會露出笑容。3～4個月時發現東西不見會開始尋找，能夠發出笑聲及咿呀聲。5～6個月時稍微能夠記憶，記憶力逐漸發展。7～8個月時

圖9.4　滿週歲前的孩子照片

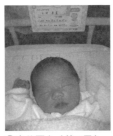

①產後不久（第2天）

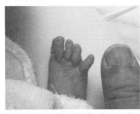

②剛出生的嬰兒腳掌（和父親的手大拇指比較）

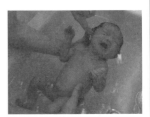

③產後第4天（媽媽幫寶寶洗澡）

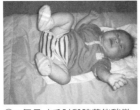

④2個月（手肘與膝蓋能稍微彎曲，有時會動個不停）

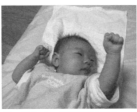

⑤2個月（一直盯著手看）

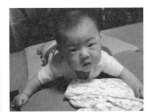

⑥4個月（能抬起頭稍微支撐）

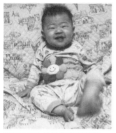

⑦6個月（靠著東西坐起來）

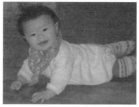

⑧6個月（還不能移動，最喜歡趴著）

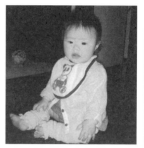

⑨7個月（能夠坐起來）

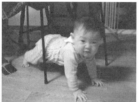

⑩8個月（邊越過物品邊爬行）

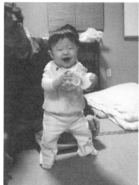

⑪10個月半（不用抓住東西就能自己站起來）

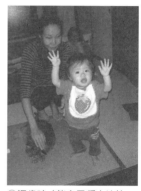

⑫週歲時（能自己穩定地站立）

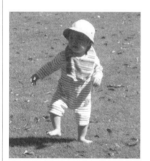

⑬週歲（能自己走路）

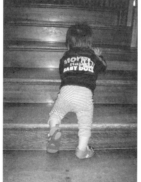

⑭1歲2個月（會攀爬樓梯）

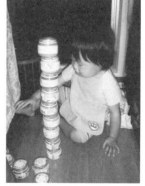

⑮1歲5個月（能夠堆起很多東西）

好奇心旺盛，也能理解當下的狀況，並且開始有恐懼感。滿週歲時能清楚表達意思，對於同年齡的孩子也會感興趣（圖9.5）。

圖9.5 嬰兒期精神的發展

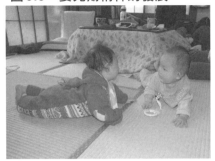

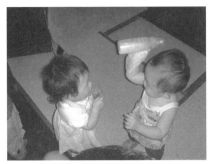

a. 6個月（雖然感興趣卻無法建立關係）　　　b. 週歲時（很要好，能稍微建立關係）

9.2 嬰兒期的營養（飲食生活）

(1)哺乳期的營養

6個月前的嬰兒主要從乳汁攝取營養素。

●母乳餵養

寶寶滿6個月之前只餵食母乳的方法。

母乳的優點是，沒有任何食物在營養方面勝過母乳（表9.1）。母乳的成分對嬰兒最適合，消化與吸收率良好，代謝的負擔也較少。母乳的成分也會隨著寶寶的發育而改變。另外也含有提高免疫力的因子，對於建立母子的感情也很有幫助。

但另一方面，母乳中的維生素K較少，有時會引起新生兒黑糞症或嬰兒維生素K缺乏性出血症。因此目前在產後1～2天時、第7天時、產後1個月時分別會預防性地口服2mg的維生素K_2。另外，母乳營養也有母子感染、母乳轉移物質（酒精、抽菸、藥劑等）的問題。同時也很難掌握哺乳量，有時不易察覺母乳不足。

表9.1 母乳的組成成分（每100mL）

泌乳期	初乳（3～5天）	過渡乳（6～10天）	成熟乳*	牛乳*
總固形物（g）	12.7	12.7	12.0	12.6
熱量（kcal）	66	67	65	67
蛋白質（g）	2.1	1.9	1.1	3.3
脂質（g）	3.2	3.4	3.5	3.8
乳糖（g）	5.2	5.4	7.2	4.8
灰分（g）	0.3	0.3	0.2	0.7
鈣（mg）	29.4	30.1	27	110
磷（mg）	16.8	18.6	14	93
鐵（mg）	45.1	42.0	0.04	0.02
鈉（mg）	33.7	27.5	15	41
鉀（mg）	73.8	73.3	48	150

＊根據日本食品標準成分表2015年版（七訂）

母乳─初乳與成乳─

初乳～過渡乳：分娩後4～5天所分泌的母乳稱為初乳。初乳是淡黃色、帶有黏性的乳汁，分泌量不多。含有許多蛋白質與礦物質。另外也富含免疫球蛋白A（IgA）與乳鐵蛋白等具有預防感染作用的物質。之後到第10天的母乳稱為過渡乳。

成乳（成熟乳）：分娩後第10天起的成分固定的母乳稱為成熟乳。比起初乳，成乳蛋白質含量較少，乳糖與脂肪的含量增加，是有點甜味的乳汁。在開始食用離乳食品前，成乳可適當地提供嬰兒發育所需的營養素。另外，成乳亦也含有許多對抗雙歧桿菌增生因子與眾多病原菌的抗體。

●配方奶餵養

　　母乳以外的乳汁稱為配方奶。現今會使用各種的調製奶粉，並在製作時加以改良成接近母乳的成分（表9.2），同時亦富含母乳中較少的維生素K。哺乳時以餵食母乳的感覺抱起嬰兒，結束後記得將喝剩的奶水處理掉，奶瓶也要清洗乾淨。

【治療奶粉】　做為特殊用途奶粉，有大豆奶粉、無乳糖奶粉、胺基酸配方奶粉、酪蛋白水解奶粉、低鈉奶粉等。另外，還有用來治療苯酮尿症、半乳糖血症等先天性代謝異常症的特殊奶粉。

【強化奶粉】　並非一定會用到的奶粉，是換奶時從9個月起使用的奶粉。比起牛奶含有更多鐵，富含斷奶期容易缺乏的營養素。

●混合餵養

　　母乳與配方奶並用的方法。每當哺乳母乳不足時，以調製奶粉補充的方法；或是每次哺乳時餵食母乳或調製奶粉的方法。

哺乳次數與時間

　　目前為了順利地親餵母乳，分娩後無論有無分泌乳汁，應儘早進行第1次哺乳。

　　餵母乳1次的哺乳時間為15～20分鐘，依嬰兒需求的次數餵食。產後滿月之前每隔2小時，共餵食8～15次。而滿3個月之前頻率為間隔4小時，共5次。

　　餵食配方奶的情況由於1次飲用量較多，比起餵母乳，其1天的哺乳次數較少。

表9.2 市售各家廠商育兒用調製奶粉之比較（調整液每100mL）

	A公司	B公司	A公司 （強化奶粉）	B公司 （強化奶粉）
調製濃度（％）	13.5	13	14	14
熱量（kcal）	68	67	65	67
蛋白質（g）	1.5	1.5	2.0	2.0
脂質（g）	3.5	3.6	2.5	2.8
碳水化合物（g）	7.8	7.3	8.5	8.3
灰分（g）	0.3	0.3	0.6	0.5
維生素A（μgRE）	53	55	70	50
維生素C（mg）	9	8	8	7
維生素D（μg）	0.9	0.9	0.6	0.7
維生素K（μg）	3	2	4	1
β-胡蘿蔔素（μg）	9	5	14	4
鈣（mg）	51	49	100	91
磷（mg）	28	27	50	56
鐵（mg）	0.8	0.9	1.3	1.3
鋅（mg）	0.4	0.4	—	—
銅（μg）	43.20	41.60	—	—
牛磺酸（mg）	4	3	—	—
亞麻油酸（g）	0.5	0.4	0.3	0.4
DHA（mg）	14	10	10	7
其他	花生油酸 硒 寡果醣	寡醣 乳鐵蛋白 β-乳球蛋白	寡果醣	寡醣

沖泡奶粉的方法

〈無菌操作法〉①奶瓶、奶嘴先消毒→②加入沖泡量的6～7分的滾開水→③用附的湯匙舀所需的奶粉分量溶入②→④將涼開水加至沖泡量→⑤冷卻至和體溫相同溫度即完成。

〈最後殺菌法〉①先調乳→②將所需分量分別倒入各個奶瓶→③一起煮沸消毒。

(2)斷奶期的營養

為配合嬰兒身體上、功能上的發育，對於之前只攝取乳汁的嬰兒，開始餵食黏糊狀的食物，並慢慢地增加硬度、分量與種類，此轉變為幼兒食的過程稱為斷奶。這段期間，嬰兒會從吸乳汁發展成將食物咬碎後吞下。

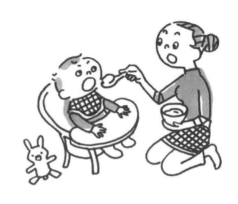

●營養狀態的變化：斷奶的必要性

產後5～6個月時，光靠乳汁已無法充分補給發育所需的營養素，因此必須攝取乳汁以外的食物。

另外，寶寶也得學會咀嚼食物吞下，為了今後的飲食生活，必須習慣各種食材的味道，也必須體驗味覺、嗅覺與視覺等，促進精神的發展。此外，建立幼兒期後的飲食習慣（進食時間、次數與進食方式等）的基礎也相當重要。

●進行斷奶的標準

【斷奶的準備】 雖然為非必要，但為了準備斷奶，並讓寶寶習慣奶水以外的味道，可以餵食稀釋的果汁、湯汁或米湯等液狀食物。

【開始斷奶】 斷奶可以在5～6個月期間，隨機挑某天適合的時間開始進行。準備開始斷奶的信號，可從寶寶的口水增加、喝了200mL的奶水很快就肚子餓又想喝奶，目不轉睛地看著身邊的人所吃的食物等觀察出。另外能撐起頭、能扶東西坐著也為重要信號。可先從一種黏糊狀食物一匙的分量開始，再逐漸增加分量、種類與次數（圖9.6）。

●戒奶

不再喝奶稱為戒奶。但即使到了斷奶完成期，也不用強迫寶寶戒掉母乳，因哺乳帶來的安心感與肌膚之親能夠穩定情緒。

圖9.6　斷奶食品進行的標準（日本厚生勞動省）

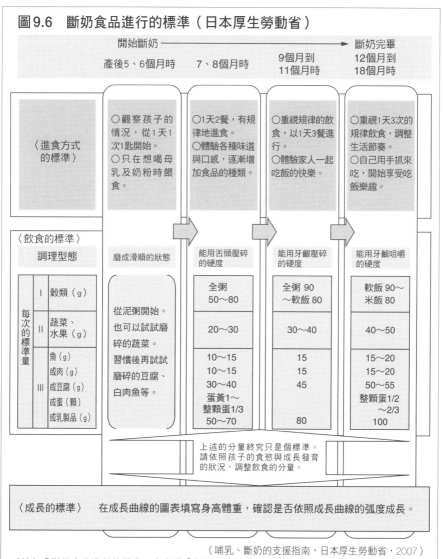

開始斷奶 ➞ 斷奶完畢

	產後5、6個月時	7、8個月時	9個月到 11個月時	12個月到 18個月時
〈進食方式的標準〉	○觀察孩子的情況，從1天1次1匙開始。 ○只在想喝母乳及奶粉時餵食。	○1天2餐，有規律地進食。 ○體驗各種味道與口感，逐漸增加食品的種類。	○重視規律的飲食，以1天3餐進行。 ○體驗家人一起吃飯的快樂。	○重視1天3次的規律飲食，調整生活節奏。 ○自己用手抓來吃，開始享受吃飯樂趣。

〈飲食的標準〉

調理型態		磨成滑順的狀態	能用舌頭壓碎的硬度	能用牙齦壓碎的硬度	能用牙齦咀嚼的硬度
每次的標準量	I	穀類（g）	從泥粥開始。 也可以試試磨碎的蔬菜。 習慣後再試試磨碎的豆腐、白肉魚等。	全粥 50～80	全粥 90 ～軟飯 80	軟飯 90～米飯 80
	II	蔬菜、水果（g）		20～30	30～40	40～50
	III	魚（g） 或肉（g） 或豆腐（g） 或蛋（顆） 或乳製品（g）		10～15 10～15 30～40 蛋黃1～整顆蛋1/3 50～70	15 15 45 整顆蛋1/3 80	15～20 15～20 50～55 整顆蛋1/2～2/3 100

上述的分量終究只是個標準。請依照孩子的食慾與成長發育的狀況，調整飲食的分量。

〈成長的標準〉　在成長曲線的圖表填寫身高體重，確認是否依照成長曲線的弧度成長。

（哺乳、斷奶的支援指南，日本厚生勞動省，2007）

（註）「斷奶食品進行的標準」中寫道「為了預防嬰兒肉毒桿菌中毒，在滿週歲前不要餵食蜂蜜」。

養育孩子
各方面都很辛苦呢……

嬰兒食品

　　斷奶期的食物有各種型態，市面上有許多種類。有只須加熱水就能完成的乾燥類；可直接食用的瓶裝或調理包的湯料類。其配合斷奶階段，製作時考量到食材、硬度與味道（較淡），另外衛生方面也令人放心，不含任何食品添加物。

COLUMN　食物過敏

　　食物過敏在乳幼兒期經常出現，斷奶時應注意食品的食用方法。從預防食物過敏的觀點來看，應從比較不用擔心過敏的白粥開始，並在嘗試新食品的時候，一次餵一匙，觀察嬰兒的情況再逐漸增加分量。等習慣後再加上馬鈴薯或蔬菜水果，之後再加上易成為過敏原的豆腐與白肉魚等富含蛋白質的食品，慢慢地增加種類。另外，為了出現症狀時能良好的應對，第一次餵食，最好選在身體狀況良好，心情也好的上午時段。並注意不要一次大量餵食，或者只餵食同樣的食物，這點也很重要。

第10章

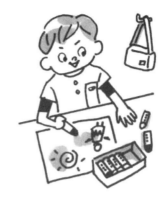

幼兒期的生理與飲食生活 ～成長期②

祖父：「一段時日不見，海人的體格變得很健壯呢。」

祖母：「小時候身材那麼瘦小，現在變得孔武有力了。」

祖父：「他從以前就是個活潑的孩子，他踩三輪車的速度很驚人呢。」

祖母：「是啊，說起來那個孩子很喜歡沙丁魚一夜干。那個很鹹，實在令人擔心。話說這是誰教他的呢？爸爸。」

10.1　幼兒期身心的變化

滿週歲到6歲前（就學前）稱為幼兒期，是人格形成的基礎重要時期。身體的各種功能尚未成熟，正處於邁向成熟的過程。

(1) 身體的變化

●體重的變化

一整年的體重增加量為嬰兒時的1/4，2歲時11kg，4歲時15kg，6歲時約20kg。嬰兒期圓潤的體型漸漸消失。

●身高

與體重相同，成長速度為嬰兒時的1/4，2歲時85cm，4歲時100cm，6歲時約110 ～ 115cm（圖10.1）。

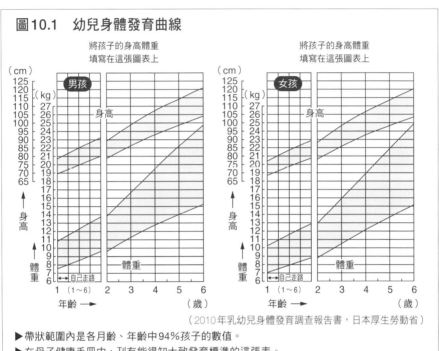

圖10.1　幼兒身體發育曲線

將孩子的身高體重填寫在這張圖表上

男孩　身高　體重　自己走路　年齡　（歲）

將孩子的身高體重填寫在這張圖表上

女孩　身高　體重　自己走路　年齡　（歲）

（2010年乳幼兒身體發育調查報告書，日本厚生勞動省）

▶帶狀範圍內是各月齡、年齡中94％孩子的數值。
▶在母子健康手冊中，刊有能得知大致發育標準的這張表。

●呼吸、循環器官

到了幼兒期也逐漸確立胸式呼吸。1分鐘約呼吸20 ～ 25次，脈搏數約100下。血壓值比成人低（收縮壓90 ～ 100mmHg，舒張壓60 ～ 70mmHg）。

●體溫

由於代謝活躍，體溫稍微變高。另外，因體溫調節中樞的功能尚未成熟，變動幅度較大。

●長牙

在3歲前長滿20顆乳牙，變得能夠咬合。這個時期已經開始準備生長恆牙。

●**消化與吸收**

消化、吸收功能雖尚未十分發達，但已有所提升，能夠吃大部分的食物。不過分量與衛生方面仍須特別注意。

●**腎臟的作用**

在1歲半到2歲左右時，感覺到尿意時已能抑制排尿，同時也能夠表達尿意。另外，約3歲左右就可以自己去上廁所，不過由於尿的濃縮能力尚未成熟，所以1天的尿量頗多。

●**睡眠**

2歲前，包含1～2小時的午睡在內，1天需要12小時的睡眠。到了3歲以後，通常不必特別午睡，晚上要睡10～11小時。

(2)幼兒期運動功能的發展

滿週歲後，隨著中樞神經系統的發展，能夠使用下肢步行或上下樓梯等。另外也能用手指做出一些精細動作（畫記號、塗顏色、使用剪刀等），幼兒期已能學會大部分的動作。

(3)幼兒期精神的發展

語言、智能與情緒等方面有顯著發展。尤其能夠明白喜悅與悲傷、憤怒與失望、恐懼等情感。此時期的特色是，無法區別現實與非現實，思考能力以自我為中心等，但這些狀況在滿6歲時就會消失。2歲時常見的反抗期是自我萌芽的表徵，3歲時可以和朋友一起玩，6歲前就能夠有意識地記憶事物。

卡普指數

嬰兒期、幼兒期的體格除了可由身體發育曲線評斷外，也經常使用卡普指數。卡普指數是藉由下列公式求出：

體重（kg）/ {身高（cm）}^{2} × 10000

15～17.9為正常發育，13～14.9為略瘦，不到13為削瘦；18～19.9為略胖，20以上則判定為肥胖。

10.2　幼兒期的營養（飲食生活）

　　儘管體型還很小，但由於發育、發展旺盛，需要多種營養素。幼兒期在確立飲食習慣是非常重要的時期。

(1)幼兒期營養的特徵

　　雖然在滿6歲前已能夠吃大部分的食物，但考量到目前只是過渡階段（從斷奶食品到幼兒食品），所以請以適合咀嚼能力發展階段的方式調理。另外，因對於感染尚未有充分的抵抗力，衛生方面須多加注意。

　　隨著情緒的發展，此時已能清楚地表達喜歡與討厭，由於是好奇心旺盛的時期，也會出現玩食物與餐具等問題行為。

　　而不只用餐禮儀等飲食習慣，也包含了食材的體驗等，此時正是建立一切飲食生活基礎的時期。

(2)點心

　　儘管幼兒期的體型矮小，一天所須攝取的營養素分量卻極多。因此從早中晚3餐無法攝取足夠的營養素，1天需要1～2次的點心。1天的點心分量，以1天熱量攝取量的10～20%最為適當。

　　這個時期的點心以補給營養素為目的，所以算是輕食，內容可以是飯糰、三明治、蒸番薯或水果優格等，並儘量避免給孩子吃零食。點心能有效地滿足心理或轉換心情，請在挑選食材時多下點工夫。

幼兒期的點心
很重要呢！

(3) 水分補給

　　幼兒的水分所需量相當於成人 2 ～ 3 倍，請確實地補給水分。尤其在還不會表達口渴的時期，身邊的大人應多加留意補給水分。此外，補給水分最好喝水或麥茶，注意別讓幼兒喝太多果汁或運動飲料。

幼兒期的果汁、運動飲料

　　雖然適量攝取並沒有問題，但是如果每次補給水分都喝果汁或運動飲料，將會造成肥胖或蛀牙。另外也會降低食慾，用餐時無法吃得津津有味。不過發燒或玩耍而大量出汗時，可以善加利用運動飲料，腹瀉時也很適合用來補給水分。

10.3　幼兒期飲食的問題

(1) 肥胖

　　幼兒期的肥胖容易轉移到成年期，近年來連孩子也會患上生活習慣病成為一大問題。由於肥胖是大多數生活習慣病的原因，因此預防肥胖至關重要。應在固定的時間進食，活潑地度過每一天。

(2) 欠食

　　尤其不吃早餐會：①延緩體溫上升；②延緩身體活動量的提升；③腦部能量來源不足，使得集中力與記憶力低落；④無法養成排便的習慣等，因而出現許多問題。這個時期欠食是大人的責任，應妥善準備食物

餵食以避免此情形。太晚吃晚餐或消夜，容易使得早餐時食慾減退。晚餐也應早點吃，才能調整生活整體的節奏。

(3) 偏食

幼兒期大多討厭蔬菜。如果能攝取其他含有相同營養素的食材，就沒有太大問題，但假如討厭的食材很多、無論怎麼烹調也不願意吃，就可能會營養不良或降低對疾病的抵抗力。有時候是調理方法未配合咀嚼能力的發展所以才討厭吃，不妨變更調理方法，下點工夫。如果身邊的人邊吃邊說：「這個很好吃喔～」通常喜好的問題就會消失。能夠津津有味地吃下各種食材，將使飲食更豐富。

玩食物、用手抓食

所謂「玩食物」就是把食物當成玩具邊玩邊吃，這是對各種事物都感興趣的證明。藉由規定吃飯時間（例如20分鐘），或是即使沒吃完也收掉餐盤，這種情況就會慢慢消失。另外，讓孩子在用餐時間肚子很餓，也是預防玩食物與餐具的好方法。不要給太多零食或甜的飲料也很有效。

斷奶完成期的「用手抓食」是成長過程中重要的行為。這是對食物感興趣的證明，且用手觸碰食物也能學習各種觸感。例如拿起麵包手不會弄髒，但用手卻無法抓起優格……，而這也能訓練把食物送到嘴裡。這是用湯匙叉子吃飯的前一階段，做好應對的準備吧，即使弄髒也不要覺得困擾。

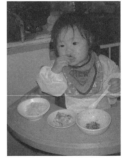

用手抓來吃

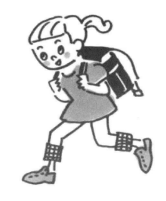

第**11**章

學童期的生理與
飲食生活　～成長期③

康子：「跟花梨讀同一所小學的阿學上私立中學了呢。前陣子我在車站看到
　　　他，他帶著網球拍，身高也變高了，看起來不太一樣呢。」

花梨：「咦？小學的時候他明明比我還矮的說……」

康子：「女生在小學時感覺都比較成熟呢，就像個小大人。你在情人節時也送
　　　過別人手工巧克力吧，雖然幾乎都是媽媽幫忙的就是了。」

花梨：「我現在已經可以自己做了啦！」

11.1　學童期身心的變化

　　所謂的學童期，是指小學入學至畢業這6年，6歲至11歲的這個時
期。還會區分成6～7歲為低年級，8～9歲為中年級，10～11歲則為
高年級。

　　女生在高年級左右時會進入青春期，而男生則是晚2～3年才會進
入青春期。學童期伴隨骨骼與肌肉的發育，體力與運動能力也逐漸發
展；此外，由於家庭以外的生活與活動範圍擴大，也是開始擁有自我意
識的時期。

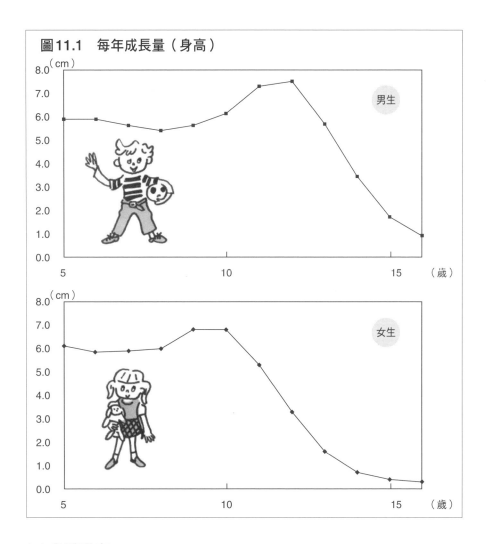

圖11.1 每年成長量（身高）

(1)身體發育

此時期介於第一快速成長期（嬰兒時期至幼兒期）與第二快速成長期（青春期），是發育較為穩定的時期（參考P.243附表1）。每年身高成長量（圖11.1）顯示出男生6～9歲前，每年大約固定成長5～6公分；女生6～8歲前則每年增加約6公分。而男生在11歲左右時會達到成長高峰，女生則是在9～10歲時達到成長高峰。女生在9～10歲時會進入快速成長期，身高會變得比男生還要高，但當男生進入11～

12歲的快速成長期後便會追上女生，在身高上有明顯的增加。

●骨骼發展

學童期時的骨骼也會顯著發育，這時也是到達顛峰骨量前的重要時期。此時期的骨骺一開始是由稱為軟骨的軟質骨所形成，而骨頭的發育會隨著身體成長而呈直向變長與橫向變粗，並藉由身體的活動在骨頭周圍的骨膜表面形成骨頭（圖11.2）。

讓我們以手腕骨來當作骨頭發育的例子。如圖11.3所示，手腕的骨頭要由10個骨頭（8個腕骨、尺骨遠端骨骺、橈骨遠端骨骺）構成才算完整發育。1歲左右時會有約2個腕骨鈣化（鈣化骨），並在約12歲時幾乎全部的骨頭都會鈣化，約16歲時就接近完整的發育，成長為堅固且粗壯的骨頭。

隨著上述的骨骼發育，身體各個部位也會開始成長，趨於成人的體型。此外，骨骼肌量也會大幅增加，呼吸、循環系統的功能會提升，肌力、持久力與運動能力也變得更好。

●牙齒發展

此時期的牙齒發育也有大幅度的改變。6歲左右起便會長出恆牙來替換掉乳牙，到12歲以前，第2小臼齒之前的乳牙幾乎都會替換成恆

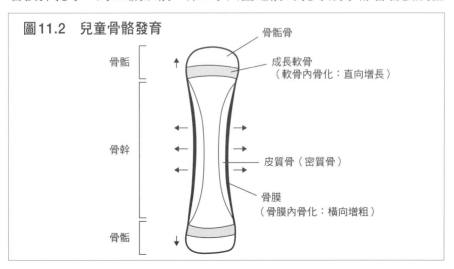

圖11.2 兒童骨骼發育

骨骺骨

成長軟骨
（軟骨內骨化：直向增長）

骨骺

骨幹

皮質骨（密質骨）

骨膜
（骨膜內骨化：橫向增粗）

骨骺

牙，共長出24顆牙齒（成年期有28～32顆）。

由於這個時期非常容易發生蛀牙（齲齒）（圖11.4），想要避免蛀牙，教導正確的刷牙方式非常重要。

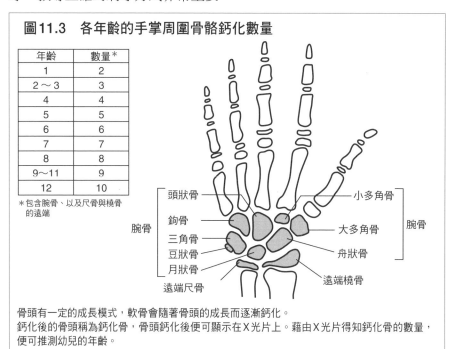

圖11.3　各年齡的手掌周圍骨骼鈣化數量

年齡	數量＊
1	2
2～3	3
4	4
5	5
6	6
7	7
8	8
9～11	9
12	10

＊包含腕骨、以及尺骨與橈骨的遠端

頭狀骨　小多角骨
鉤骨　大多角骨
腕骨　三角骨　舟狀骨　腕骨
豆狀骨　遠端橈骨
月狀骨
遠端尺骨

骨頭有一定的成長模式，軟骨會隨著骨頭的成長而逐漸鈣化。
鈣化後的骨頭稱為鈣化骨，骨頭鈣化後便可顯示在X光片上。藉由X光片得知鈣化骨的數量，便可推測幼兒的年齡。

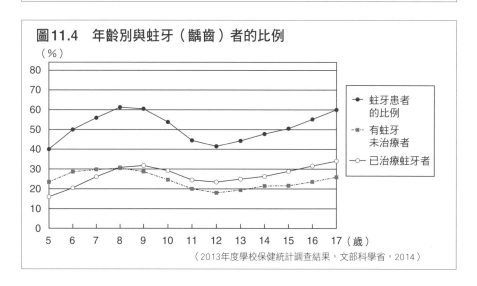

圖11.4　年齡別與蛀牙（齲齒）者的比例

（％）

蛀牙患者的比例
有蛀牙未治療者
已治療蛀牙者

（2013年度學校保健統計調查結果，文部科學省，2014）

(2)心理（精神性、社會性）的發展

在心理發展的層面，幼兒約在6歲之前會發展出心理的獨立性，也開始能夠與家人以外的人進行交流。9歲之前則會發展出與同儕間的交流、競爭心態、團體關係等等的社會性。而智能發展會在11歲前日漸甦醒，也能開始進行理論性、抽象概念的思考，到了青春期則會變得更獨立自主，進入了第二階段的反抗期。

(3)身體發育的評量指標

羅列指數（Rohrer index）經常用來當作學童期身體發育的評量指標。羅列指數是以以下方式計算而來：

Pick up 肥胖與過瘦

· 肥胖：根據2013年度的學校保健統計調查結果，顯示出學童期的過胖傾向兒童，其數量會隨年齡的上升而增加。小學1年級的男生為4.2%、女生為3.9%，小學6年級的男生則為10.0%、女生為8.7%，男生的數值比女生來得高。這個傾向近年未改變，基本上是以同樣的比例在增加。由於學童期的肥胖被認為有很高的機會導致成年肥胖，恐怕會提高成年期生活習慣病發病的風險，因此維持與管理適當的體重非常重要。

· 過瘦：這幾年，希望變瘦、減重者的年紀愈來愈小。這顯示出學童期的過瘦傾向兒童會隨著年齡上升而增加，小學6年級生中，無論男生或女生都出現了接近3%的比例。在身體發育成長最為發達的這個時期，若是勉強或是錯誤地限制飲食（即所謂的節食）、偏食等使飲食失調，這些都會成為過瘦的誘因，使身體陷入營養不足的狀態，導致身體營養不良而呈現過瘦（消瘦）。另外，還會引起身體狀態的改變，女生可能會造成月經失調，也有可能會影響骨骼、恆牙，甚至是身體的發育。

必須要注意飲食狀況的異常，特別是稱為心因性飲食疾患的厭食症與暴食症的發病（p.177）。

$$體重（kg）/ \{身高（cm）\}^3 \times 10^7$$

平均為120 ～ 140，未滿100為過瘦，160以上則為肥胖。由於羅列指數會因身高不同而有極大的差異，身高較高的兒童會被低估，而身高較矮的兒童則會被高估，因此各身高的肥胖基準為：身高110 ～ 129cm若為180以上則為肥胖，130 ～ 149cm若為170以上為肥胖，150cm以上若為160以上為肥胖。

此外，在學校保健統計調查中，是以性別、年齡別以及身高別的標準體重來計算出肥胖程度，將肥胖程度20%以上的兒童歸類為有肥胖傾向兒童，-20%以下的兒童則為有過瘦傾向兒童。此肥胖程度計算方式為圖11.8（p.164）。

11.2　學童期的飲食生活

學童期是為了替青春期做好準備的重要時期，是在健康管理之下建立理想且適當的飲食習慣的寶貴時機。特別重要的，是謀求學校、家庭與地區等的合作來推動飲食教育。

此外，用以培養飲食的自我管理能力的活教材——學校營養午餐，可說是扮演了極重要的角色。

(1)學童的生活情況

所謂無論何時、何地、何物都能夠吃得下飯的飲食環境，指的絕對不是豐衣足食的生活環境，這樣的環境反而極有可能打亂生物節律或生活步調。

飲食生活的基本在於家庭，這樣的說法並不為過。但是現今家庭中應該要有的飲食生活型態，已經不同以往家人們理所當然地圍繞在餐桌前用餐，如獨自用餐、個別用餐等，現在的飲食生活狀態存在著許多問題。

●早餐攝取狀態

　　有些學生會「不吃早餐」就去學校上課。有多少的學童是不吃早餐（早餐欠食）的呢？據2010年度「學童的飲食狀況等調查（獨立行政法人日本運動振興中心）」（圖11.5A），結果顯示約有10%～15%的學童不吃早餐。而再進行男女比較後，「幾乎都不吃早餐」的學童中，無論是小學或國中都是以男生居多。

　　不吃早餐的主要理由有「沒有食慾」、「沒時間吃」、「不想變胖」，而「沒有人準備早餐」的理由也占了數個百分比。

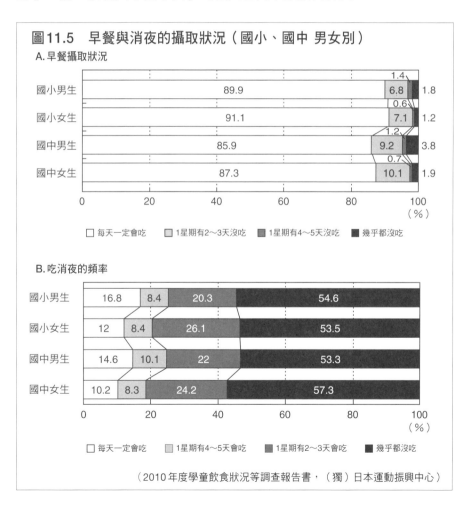

圖11.5　早餐與消夜的攝取狀況（國小、國中 男女別）

A.早餐攝取狀況

	每天一定會吃	1星期有2～3天沒吃	1星期有4～5天沒吃	幾乎都沒吃
國小男生	89.9	6.8	1.4	1.8
國小女生	91.1	7.1	0.6	1.2
國中男生	85.9	9.2	1.2	3.8
國中女生	87.3	10.1	0.7	1.9

□ 每天一定會吃　□ 1星期有2～3天沒吃　■ 1星期有4～5天沒吃　■ 幾乎都沒吃

B.吃消夜的頻率

	每天一定會吃	1星期有4～5天會吃	1星期有2～3天會吃	幾乎都沒吃
國小男生	16.8	8.4	20.3	54.6
國小女生	12	8.4	26.1	53.5
國中男生	14.6	10.1	22	53.3
國中女生	10.2	8.3	24.2	57.3

□ 每天一定會吃　□ 1星期有4～5天會吃　■ 1星期有2～3天會吃　■ 幾乎都沒吃

（2010年度學童飲食狀況等調查報告書，（獨）日本運動振興中心）

我早上都沒有什麼食慾耶。

那是因為你熬夜又吃消夜啊。

Pick up

獨自用餐

孩童們都和誰一起吃早餐呢？

根據2010年度學童飲食狀況等調查報告書，顯示出將近有5成的國中小學生，是只有孩童一人獨自用餐，特別是在國中生的比例中，不論男女皆超過5成。獨自一人吃飯又稱為「獨自用餐」。報告中也指出，「和家人聚在一起吃飯」的學童有培養出理想生活習慣的傾向。若是讓沒有父母親的兒童繼續獨自用餐，很難不令人擔憂這些孩童的營養狀態失調。

●過半的學童會吃消夜

學童期飲食生活混亂的原因之一是由於吃消夜的緣故。根據2010年度「學童飲食狀況等調查報告書」的調查結果（圖11.5 B），回答「幾乎每天都吃消夜」、「1星期吃4～5天的消夜」、「1星期吃2～3天的消夜」的學童總數超過一半以上。

為了使孩童過著規律的生活步調與飲食生活，在孩童吃消夜時，由周圍的人教導他們選擇適當的食物等是相當重要的。

●每日三餐是大事

觀察未吃早餐與感到莫名不適這兩者間的關係，發現如圖11.6所示，顯示出沒吃早餐者有較高的比例會感到莫名不適，如「早上起不來，上午的身體狀況不是很好」、「做什麼事情都提不起勁來」等。

此外，回答「自己一個人」吃早餐的學童中，感到莫名不適的比例較高；而回答「和家裡的某個大人一起吃早餐」、「全家人一起吃早餐」的學童的比例則較低。調查結果顯示「每天一定要吃早餐」的學童

已培養出早睡早起的理想生活習慣，對於用餐禮儀、偏食、點心，都會顯現出較高的飲食意識。

另外，調查結果也顯示「都會吃光學校營養午餐」的學童，在用餐時會考慮早餐攝取的情況或是營養均衡等等，在培養理想的飲食習慣上的比例較高。

另一方面，比起「都會吃光營養午餐」的學童，「吃學校的營養午餐總會留剩菜」的學童，「突然站起來時會頭暈目眩、兩眼發昏」、「覺得身體疲倦、無力」的比例較高，在被詢問到上述問題時多給予肯定的答案。每日三餐的飲食對於身心健康的維持與增進，是學童期的一大要事，指導學童們認識生存能力的基本，是一件極為重要的事情。

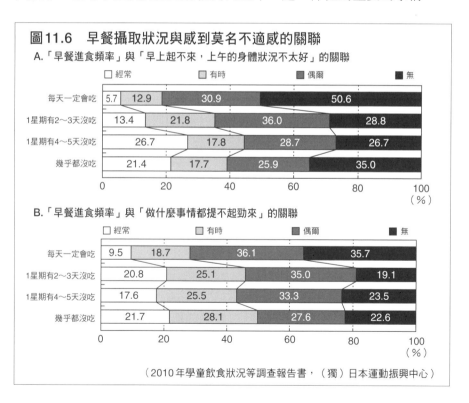

圖11.6　早餐攝取狀況與感到莫名不適感的關聯

A.「早餐進食頻率」與「早上起不來，上午的身體狀況不太好」的關聯

	□ 經常	▨ 有時	▨ 偶爾	■ 無
每天一定會吃	5.7	12.9	30.9	50.6
1星期有2～3天沒吃	13.4	21.8	36.0	28.8
1星期有4～5天沒吃	26.7	17.8	28.7	26.7
幾乎都沒吃	21.4	17.7	25.9	35.0

B.「早餐進食頻率」與「做什麼事情都提不起勁來」的關聯

	□ 經常	▨ 有時	▨ 偶爾	■ 無
每天一定會吃	9.5	18.7	36.1	35.7
1星期有2～3天沒吃	20.8	25.1	35.0	19.1
1星期有4～5天沒吃	17.6	25.5	33.3	23.5
幾乎都沒吃	21.7	28.1	27.6	22.6

（2010年學童飲食狀況等調查報告書，（獨）日本運動振興中心）

透過學校營養午餐這個活教材，除了教導孩童們飲食生活的重要性，同時也給予家庭（家長）對於飲食重要性的指導與啟發。

(2) 學校營養午餐的供餐與否所影響的營養攝取狀況

　　根據2010年度發表的小3生、小5生與國2生的學校營養午餐供餐日與非供餐日的學童飲食狀況等調查〔（獨）日本運動振興中心〕，其

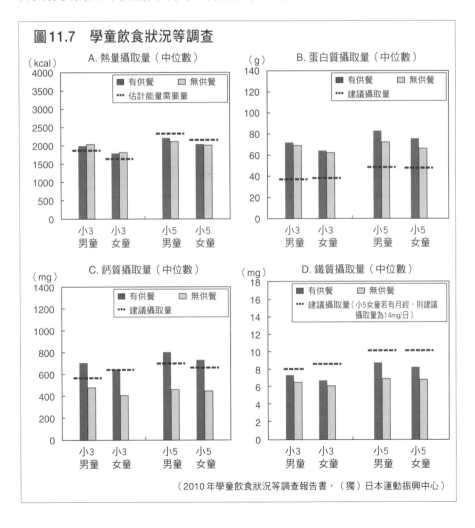

圖11.7　學童飲食狀況等調查

將非供餐日與供餐日比較之後，結果發現學童所有營養成分的攝取量皆降低（食鹽攝取量除外）。

圖11.7中顯示出一部分營養成分的調查結果，發現特別是鈣質的攝取量在非供餐日時大幅降低。由此可知居家飲食在各方面是多麼地營養不足，藉由這項數據，我認為必須要重新審視成長期兒童的居家飲食生活。家庭的飲食當中，除了要兼顧主食、主菜、配菜的營養均衡，並積極攝取營養外，也應注意牛奶、乳製品的攝取習慣。

COLUMN 飲食教育

為了使每一位國民一生都能實現健全快樂的飲食生活、繼承飲食文化、確保健康，國民應學習思考自身的飲食習慣、與食物有關的各種知識，以及選擇食物的判斷力，而此即稱之為「飲食教育」。

2005年6月日本通過了「食育基本法」。特別重視對於孩童們的飲食教育，在教育相關人員積極推廣孩童們飲食教育的同時，國家與地方公共團體也致力於各種措施，以求學校飲食教育的推動。文部科學省則以順利的實施營養教導制度為開端，透過舉辦飲食教育推動交流研討會、飲食生活學習教材的編制、發行，或是推動學校營養午餐使用本地產品等的措施，積極推動學校飲食教育。

11.3 學童期的營養管理

(1) 飲食攝取基準

學童期的飲食攝取基準（表11.1）依年齡區分為6～7歲、8～9歲、10～11歲。

●熱量（估計能量需要量）

由於是在成長期，再加上身體活動所需的必要熱量，所以必須要確保攝取身體發育所需的熱量（組織生長的熱量：熱量儲蓄量等）。一日

所需熱量由以下的公式推算出：

估計能量需要量

＝（基礎代謝量 × 身體活動等級）＋性別、年齡別熱量儲蓄量

（p.173　表 12.1）

●蛋白質

為使肌肉或內臟器官組織的發育生長有活躍的發展，因此要增加所需的蛋白質量。

●脂質

1 ～ 17 歲的成長期的脂肪熱量比率，為 20%以上未滿 30%。脂質的過度攝取被指出是提高生活習慣病風險的要因，而特別令人擔心的是，脂質的過度攝取會誘發學童期的肥胖或脂質異常症（舊稱高脂血症）。因此，除了要控制富含飽和脂肪酸的動物性脂肪的攝取量之外，同時也必須攝取適當份量的植物油（亞麻油酸、α-次亞麻油酸等）或魚油（二十碳五烯酸：IPA（或 EPA）、二十二碳六烯酸：DHA 等），此兩者皆含有大量的多元不飽和脂肪酸，尤其要多食用海鮮類的食物。

●鈣質

由於此時期是骨骼形成、發育的關鍵時期，因此充分的攝取鈣質非常重要。

●鐵質

由於此時期的鐵質會隨著身體的成長而儲存於體內，因此鐵質的建議攝取量也會隨著年齡上升而增加，重要的是要充分攝取鐵質以預防缺鐵性貧血。

●維生素

各種維生素對於身體正常的發育、生長來說非常重要，因此希望以飲食攝取基準的建議攝取量與足夠攝取量為目標來攝取維生素。

表11.1 飲食攝取基準 學童期（身體活動等級 II）

年齡		6～7歲		8～9歲		10～11歲	
性別		男	女	男	女	男	女
熱量（kcal／日）	估計能量需要	1550	1450	1850	1700	2250	2100
蛋白質（g／日）	建議攝取量	35	30	40	40	50	50
脂肪熱量比率（%熱量）	目標攝取量	20～30	20～30	20～30	20～30	20～30	20～30
維生素 A（μgRAE／日）	建議攝取量～上限攝取量	450～900	400～900	500～1200	500～1200	600～1500	600～1500
維生素 B₁（mg／日）	建議攝取量	0.8	0.8	1.0	0.9	1.2	1.1
維生素 B₂（mg／日）	建議攝取量	0.9	0.9	1.1	1.0	1.4	1.3
維生素C（mg／日）	建議攝取量	55	55	60	60	75	75
鈣質（mg／日）	建議攝取量	600	550	650	750	700	750
鐵質（mg／日）	建議攝取量	6.5	6.5	8.0	8.5	10.0	10.0（無月經）　14.0（有月經）

（日本人飲食攝取基準（2015 年版），日本厚生勞動省，國人請參考衛福部「國人膳食營養素參考攝取量」）

COLUMN 在學童期學習自我管理能力

在學童期時，增進孩童對於食物攝取的自我管理能力，對於確立終生正確飲食習慣以及增進身心健康而言，是極為重要的課題。重要的是為了讓孩童本身能以「自己的健康自己守護」這樣的觀念來生活，為此必須要培養孩童因應成長的自我管理能力。

咦～是這樣子啊。我們小孩卻在什麼都不知道的情況下成長……

圖11.8 肥胖程度的算法（對應身高的標準體重）

肥胖程度（過重程度）
＝〔實際體重（kg）－對應身高的標準體重（kg）〕／對應身高的標準體重（kg）
×100（％）

※ 對應身高的標準體重（kg）＝ a× 實際身高（cm）－ b

係數 年齡	男		女	
	a	b	a	b
5	0.386	23.699	0.377	22.750
6	0.461	32.382	0.458	32.079
7	0.513	38.878	0.508	38.367
8	0.592	48.804	0.561	45.006
9	0.687	61.390	0.652	56.992
10	0.752	70.461	0.730	68.091
11	0.782	75.106	0.803	78.846
12	0.783	75.642	0.796	76.934
13	0.815	81.348	0.655	54.234
14	0.832	83.695	0.594	43.264
15	0.766	70.989	0.560	37.002
16	0.656	51.822	0.578	39.057
17	0.672	53.642	0.598	42.339

出處：財團法人日本學校保健會「學童健康診斷手冊（改訂版）」2006年

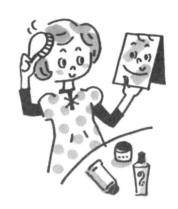

第**12**章

青春期的生理與飲食生活 ～成長期④

建太：「花梨最近變得更有女人味了呢。雖然是做爸爸的自賣自誇，但那孩子真的是個美人。」

康子：「我生的女兒當然漂亮囉。」

建太：「應該還沒有男朋友吧？」

康子：「說不定有喔。」

12.1 青春期身心的變化

(1)何謂青春期？

　　所謂青春期，是由兒童成長、發育為成人的這段過程，根據WHO（世界衛生組織）的定義，青春期是：①從第二性徵出現（之後會敘述，參照p.169）直到性成熟前的階段、②由兒童的心理發展成為成人心態的過程，以及確立起自我認識的階段、③在社會經濟上由相對依賴他人，轉變為完全獨立自主前的過渡時期。

　　普遍而言，男生的青春期是從10～12歲開始，持續到約18～19歲；女生則是由8歲左右開始，直到大約16～18歲。但青春期的開始

與結束還是因人而異，在年齡上的劃分並不是很明確。而日本婦產科學會，則將青春期訂為8～9歲至17～18歲。

　　青春期是由兒童期發展為成人期，為兒童長大成人奠定基礎的重要時期。但隨著身體的急速發育與第二性徵的出現，對於身體的變化會感到迷惘，自我意識也會變得更強，不論身體或是心靈都會過度敏感，可說是這個時期的特徵。

　　此外，還容易受到這個時期的社會風潮或是文化的影響，經常出現青春期特有的各式各樣問題，特別是在營養攝取方面。因此，在這時期建立適當且健全的生活習慣與飲食習慣，是極為重要的事。

對流行的事物或是排名很敏銳喔～

我們好幾年前流行的點心是●●棒。

(2)青春期的身體變化

●進入快速成長期（growth spurt）

　　青春期身體發育、生長的特徵之一，便是身高、體重等身體發育呈現急遽加速的現象。青春期時可見的這段急遽加速成長時期，稱之為「第二快速成長期」，急遽加速成長的現象則稱作「（青春期）快速成長，spurt」。

　　如圖12.1所示，身高的發育在出生前後至新生兒時期、幼兒期時最為顯著，是身高發育的「第一快速成長期」，之後的身高發育雖然暫時趨緩，但到了青春期時便會再次快速增高。成長的速度每個人有所不同，一般來說女生會比較早開始增高，9～11歲時的增高幅度最大，14～15歲便會停止；相對地，男生則是在11～13歲時的增高幅度最大，到了17～18歲左右大概就會停止增高，而在這之後男生及女生的

小知識●青春期的英文為puberty。

身高就幾乎不會再有變化了。

在體重的增加上，男生在11 ～ 12歲時增重的幅度最大，女生則是在10 ～ 11歲。青春期的快速成長因人而異，女生會比男生提早約2年出現。身高、體重與上半身長的性別、年齡別平均值依附表1（p.243）所示。

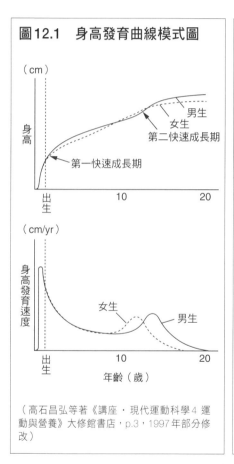

圖12.1　身高發育曲線模式圖

（高石昌弘等著《講座・現代運動科學4 運動與營養》大修館書店，p.3，1997年部分修改）

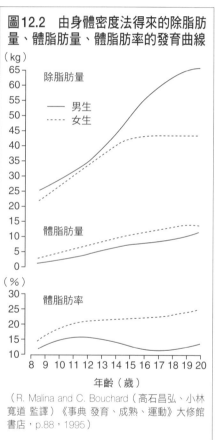

圖12.2　由身體密度法得來的除脂肪量、體脂肪量、體脂肪率的發育曲線

（R. Malina and C. Bouchard（高石昌弘、小林寬道 監譯）《事典 發育、成熟、運動》大修館書店，p.88，1995）

●體格指數～羅列指數

最主要用來做為青春期體格的指數為羅列指數。

羅列指數＝體重（kg）/ {身高（cm）}^{3}×10^7

另外，羅列指數也是用來確認皮下脂肪厚度、上臂圍（兩隻手臂的粗度）、上臂肌圍等營養狀態的方法之一。

圖12.2分別是除脂肪量、體脂肪量、體脂肪率的發育曲線。男女生的體脂肪量由9歲左右起開始有明顯的差別，除脂肪量的差異則是由12歲起。

羅列指數在學童期的章節中也有出現過喔（p.155）

COLUMN 脂肪過少也不行

自青春期開始，男女身體的組成產生極大的差異。特別是女孩子，有青春期所累積的脂肪才能夠使生殖腺發育成熟，因此過多或過少的脂肪都是不好的，在健康管理之下維持適當的體脂肪量才是最重要的。

青春期的快速成長會因人而異有極大的差別。重要的是要對於自我的體重變化等持續進行觀察，並自我健康管理。青春期快速成長時期有可能會出現極端體重過輕、厭食症（p.177）等情況，因此需要特別留意。

青春期時的BMI

評定青春期時的BMI（Body mass index）指數的數值，至今仍未有一定的標準。由於BMI指數在肌肉量發達的運動選手身上會被高估，因此理想的測量方式是連同體脂肪量、除脂肪量也都一併測量。

$BMI ＝ 體重（kg）/ \{ 身高（m）\}^2$

做為參考，2012年度國民健康營養調查顯示，15 ～ 19歲的BMI：男性（N＝419）平均值為20.7±2.8（kg/m2），女性（N＝359）平均值為19.9±2.6（kg/m²）。

(3)第二性徵與初潮（初經）

第二性徵（secondary sex characters）意指男性或女性特有的性狀。

青春期時，男女生的各個內臟器官也會隨著身高與體重的快速增加而變得更加健全，受到荷爾蒙影響而產生的第二性徵也會隨之出現，並且趨於完整。女生會在10～11歲左右時有明確的青春期特徵，男生則是在12～14歲左右。

由身體以及性功能的發展與成長，亦即所謂的內分泌觀點來看，青春期也可區分為前期、中期與後期共3個時期。青春期前期為身高、體重成長發育的加速期（第二快速成長期），但此時尚未出現明顯的第二性徵。青春期中期時第二性徵會變得明顯，女生會出現初潮（初經），男生則會有初精。到了青春期後期時，第二性徵已發育完整，性器官也已成熟，具備了男性、女性的完整體態。到了這個時期，無論是男生或是女生，身高與體重的增加幾乎都會停止。

●男性的第二性徵

男生在青春期前期時出現的第二性徵並不顯著，只會出現變聲而已。但到了中期之後便會有明顯的第二性徵，如肌肉與骨骼發育、開始出現鬍鬚、胸毛等，以及初精的到來。伴隨著第二性徵的出現，各個器官在進入青春期後期之後幾乎都已經發育完成，成長為具備男子氣概的體格。

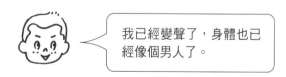

我已經變聲了，身體也已經像個男人了。

●女性的第二性徵

女生在青春期前期出現的第二性徵同樣也不明顯，此時期較明顯的是乳房的發育。青春期中期時和男性一樣，第二性徵會變得更為顯著，初潮到來（月經的開始），皮下脂肪的堆積也會增加，體型會變得有些

圓潤。到了青春期後期時也和男性一樣，伴隨著第二性徵的出現，各個器官的發育大致上都已經完成，成長為具備女性特質的體態。

(4) 精神的發展

青春期時精神方面的發展同樣也很顯著，其特徵是精神非常敏感且不穩定，此時期也被稱為第二次叛逆期。

這個時期會學習到抽象性與理論性的思考能力，同時也會對於自我的內在有更深的關心，並確立人生觀以及主體性、獨立性等的身分或是自我，邁向精神層面的獨立發展。青春期可說是脫離依賴父母的時期，會以自我為中心，並有明顯的反抗。此時期也會在獨立與依賴、撒嬌與頂嘴等糾結中成長，不安定的情緒容易受到動搖，是個喜怒哀樂等情感容易有激烈起伏的時期。

青春期時，因身體發育與精神發展之間的不協調，會出現精神面的不安定或者情緒不穩，容易引起與家人、朋友、學校、異性等各種問題。此外，隨著第二性徵的出現，會提高對於性方面的注意，因此會在這個時期開始對於異性有所意識。

另外，精神不穩定經常會影響到飲食生活方面，也會導致飲食疾患（異常的飲食行動：暴飲暴食、絕食等等，請參考p.177）等問題。

12.2　青春期的飲食生活

(1) 青春期飲食生活的特徵

●與朋友在速食店聊天

進入青春期後，在飲食生活上會自由地選擇食品，開始確立飲食習慣與生活習慣。另外，交友範圍也會更廣泛，如學校社團活動或上補習班等，由於家庭以外的活動增加，也讓外食的機會更多。而外食在營養方面容易攝取過多的醣類與脂肪，礦物質與維生素則容易攝取不足。

另外，由於考試念書、熬夜等容易造成生活時間的不規律，並打亂用餐的時間。再加上因食品商業化的氾濫，自動販賣機、速食店與便利超商的增加，使得無論在何處、何時，零食點心或是加工食品等都更容易取得。由於以上狀況的產生，造成這個時期會出現不規律的用餐時間、未用餐、正餐以外時間吃點心零食、吃消夜等飲食生活上的混亂。此時期最重要的，是要學習挑選理想且合適的食品，並養成適當的飲食生活習慣，每日三餐都要用餐以維持正常規律的攝食，獲得均衡的營養。

要怎麼養成適當的飲食生活習慣呢？感覺好麻煩喔……

可以利用飲食均衡指南（p.44 圖2.12）來思考如何搭配主食、主菜、副菜、牛奶與奶製品、水果，想出健康又均衡的外食方法。

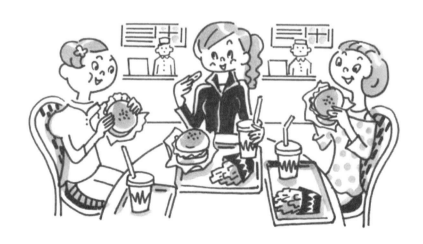

●早餐攝取狀態

關於早餐攝取的情況，根據學童（小學3年級、小學5年級以及國中2年級）的飲食狀況調查報告書（2010年度，獨立行政法人，日本運動振興中心，p.157圖11.5）的結果來看，回答「每天一定吃早餐」的學童約有90%；另一方面，沒有吃早餐的小學生則有10%，國中生約有14%。而且，國中生不吃早餐的原因中，「沒有時間吃」的學生比例最高，其次是「沒有食慾」，僅有少數的小學生與國中生回答「沒有人準備早餐」，約占5～9%。

●不吃早餐的習慣是從國小、國中、高中時養成

根據早餐欠食狀況的調查（2009年度國民營養調查結果）顯示，幾乎沒有習慣吃早餐的男性為10.7%，女性為6.0%，且無論男女皆是21～30歲以及31～40歲的人居多。在習慣不吃早餐的人之中，合計有32.7%的男性，及25.2%的女性，是由「國小開始」或「國中、高中開始」養成不吃早餐的習慣。不吃早餐的人不僅晚餐時間不規律，晚餐的內容也不都均衡。此外，晚餐過後再吃點心零食的情況也很多，可以看得出來一整天都處在混亂的飲食生活節奏中。

(2) 飲食攝取基準～因應成長發育所需的熱量、營養補給

由於青春期時身體會急速發育與成長，運動量也會增加等，因此須要攝取大量的營養。為了成長與維持健康，就必須充分且均衡補充全方位的營養素。

附表2的飲食攝取基準也標示出青春期的飲食攝取基準。

●熱量

由於青春期有顯著的成長，活動量也大為增加，此時期的估計能量需要量會達到最大值。要維持適當的體重，就須視能量消耗的多寡再從食物中攝取相對應的熱量，因此熱量消耗的估計值便被當作所需攝取的熱量。17歲之前的發育期兒童的估計能量需要熱量可由下列公式求出。

估計能量需要量

＝（基礎代謝量×身體活動等級）＋性別、年齡別的熱量儲蓄量

（表12.1）

日本人飲食攝取基準（2015年版）中，10～17歲男性的估計能量需要量的範圍在身體活動等級 II（通常 PAL* ＝ 1.75）為 2250～2850kcal，女性則為 2100～2400kcal。（註：國人請參考衛福部「國人膳食營養素參考攝取量」）

此外，總脂肪占總熱量的比例（脂肪熱量比）為 20%～30%。要留意這個時期伴隨發育的體重變化，並注意熱量攝取量與熱量消耗量之間的平衡，適當地攝取熱量才是最重要的。

＊ PAL：physical activity level

表12.1 性別、年齡別的熱量儲蓄量（kcal／日）

年　齡	男　性	女　性
0～5（月）	115	115
6～8（月）	15	20
9～11（月）	20	15
1～2（歲）	20	15
3～5（歲）	10	10
6～7（歲）	15	20
8～9（歲）	25	30
10～11（歲）	40	30
12～14（歲）	20	25
15～17（歲）	10	10

註）隨著發育而增加的組織所相對應的熱量＝伴隨組織形成的熱量＋熱量儲蓄量，前者包含了熱量消耗量。

（日本人飲食攝取基準（2015年版），日本厚生勞動省，
國人請參考衛福部「國人膳食營養素參考攝取量」）

●蛋白質

　　身體的蛋白質會反覆地進行合成與分解，所以我們得從飲食中來補給合成分解所需的材料——蛋白質。特別是在快速成長的時期，除了合成分解需要的蛋白質之外，還必須攝取用來累積新生組織所需的蛋白質。

　　在 1 ～ 17 歲時的體重維持，則可利用由氮平衡法所得來的蛋白質維持所需量，以及隨著成長所累積的儲蓄量，透過因數加算法計算出平均攝取量，如下列所示。

估計平均需要量（g／日）

＝（維持所需量×蛋白質淨利用率＊＋儲蓄量×儲蓄率）×體重基準

建議攝取量（g／日）＝估計平均需要量（g／日）×1.25

＊蛋白質淨利用率＝維持體重時的蛋白質利用率

　　10 ～ 17 歲的男性建議攝取量為 50 ～ 65g／日，女性為 50 ～ 55g／日。

氮平衡法、因數加算法，出現了好多難懂的生字喔……

●礦物質（無機物）

　　飲食攝取基準中，包含關於鎂、鈣、磷、鉻、鉬、錳、鐵、銅、鋅、硒、碘以及電解質鈉、鉀的基準。礦物質不僅是構成身體的成分，更是維持健全生命的生理作用所不可或缺的成分，扮演著非常重要的角色。特別是在快速發育的這個時期，更應多加留意鈣、鐵以及鋅的攝取。

　　【鈣質】在身體快速發育的這段時期，骨骼也會有明顯的成長，是到達最大骨質（巔峰骨質：peak bone mass）前的重要時期。因此，和

其他的營養素相同，由於身體的鈣質需求量提高，所以一定要認真攝取足夠的鈣質。為了預防中老年期的骨質疏鬆症高風險，同時也為了維持並提高QOL（quality of life）與延長健康的壽命，這個時期無論如何都要獲得高度的骨質，以形成粗壯且堅硬的骨頭。

　飲食攝取基準（自2010年版之後）扣除嬰兒（嬰兒為足夠攝取量）後，訂定了估計平均需要量與建議攝取量。10 ～ 17歲男性的建議攝取量為700 ～ 1000mg／日，女性為650 ～ 800mg／日。

　我們來看看鈣質攝取量的現況（國民健康、營養調查），無論是12 ～ 14歲還是15 ～ 17歲，男女生的鈣質攝取量皆低於估計平均需要量。因此，需要改善飲食習慣或是飲食生活，以充分攝取容易不足的鈣質。

　【鐵質】青春期時由於身體的加速發育使得肌肉與血液量增加，而提高了對於鐵質的需求。特別是女性隨著初經來潮，也會因為經血而導致鐵質流失，因而容易引起缺鐵性貧血；男生也會因為激烈的運動以及急速的發育，導致造血不及而引起貧血。因此，需要由每日三餐的飲食中來補給充分的鐵質。為了預防貧血的發生，除了攝取充分的鐵質之外，還要攝取優質蛋白質、維生素B_{12}、葉酸、銅等營養素，並同時攝取能夠促進鐵質吸收的維生素C。

　10 ～ 17歲男生的鐵質建議攝取量為9.5 ～ 11.5mg／日，無月經的女生為7.0 ～ 10.0mg／日，有月經的女生為10.5 ～ 14.0mg／日。考量到服用鐵劑或營養補給品的狀況，此時10 ～ 17歲男生的鐵質上限攝取量為35 ～ 50mg／日，女生為35 ～ 50mg／日（15 ～ 17歲的女生為40mg／日）。

　【鋅】鋅是身體發育與性成熟所需的重要礦物質。欠缺鋅可能會導致發育障礙、食慾不振、味覺障礙、免疫功能下降、生殖功能異常等問題。

●維生素

　在成長顯著的這個時期，熱量與其他營養素的需求提高，且身體內

的代謝更為活躍，各種維生素的需求量也就增加了。飲食攝取基準中列出了13種維生素的攝取基準，在熱量需要量達到最大的這個時期，與碳水化合物熱量代謝相關的維生素 B_1、B_2 與菸鹼酸特別重要。另外，維生素A與視覺功能、促進成長、維持免疫功能等等有相關聯。若缺乏了維生素D，在兒童身上會造成佝僂病，在成人身上則會造成軟骨症。

　　這些維生素在快速成長期中相當重要，應多留意在飲食方面，要均衡攝取包含上述維生素在內的營養成分。

不要過度依賴營養補給品

　　　　近幾年來，所謂的營養補給品等商品愈來愈容易購買到。只是隨意地服用營養補給品，或是選擇性地挑選某方面的食品，很有可能會危害到身體的健康。健康的祕訣就是正確的飲食習慣與生活習慣的維持。青春期時養成的良好習慣與思考方式，能夠預防生活習慣病的發病、維持與增進身體的健康，也與高齡期健康壽命的延長息息相關。

花梨：「為什麼不能吃這些大家說有益於身體的營養補給品呢？」

康子：「我沒有說不能吃喔。但是最基本的還是平常的飲食。所以如果有攝取全方位的營養，就不須要特意花大錢去買營養補給品。」

花梨：「可是維生素和鈣質很容易不足呀。」

康子：「我們進食就是為了防止攝取的不足。更讓人擔心的，倒是以減重為目標而不吃飯、只服用維生素劑等奇怪的營養攝取方式。」

(3)青春期特有的問題　～減肥

　　青春期時女生體內脂肪的累積，對於第二性徵的出現（生殖腺成熟）有很大的影響，儲存適度的脂肪量非常重要。但由於對體型的錯誤認識或自我評價等，導致為了要「變瘦」而採用極端、錯誤，甚至不合

理的飲食限制或減量（亦即減肥）有增加的趨勢。

關於青春期時的消瘦，以過度的飲食限制（意即節食減肥）、偏食、各種壓力造成的消瘦情況最常見，其中亦包含了厭食症所引起的消瘦。應找出造成青春期消瘦的原因，及早發現治療，並且配合適當的生活指導相當重要。

COLUMN 飲食疾患

厭食症與暴食症

飲食疾患是青春期的心因性疾患的代表，主要為厭食症（Anorexia nervosa，AN）與暴食症（Bulimia nervosa，BN）。

厭食症是過度限制飲食的拒食，亦即以消瘦與營養不良為特徵的飲食疾患，其診斷標準如下表所示。超過體重20%以上的消瘦、不進食或暴飲暴食等的飲食行動異常、對於體重與體型的觀念扭曲、月經停止（女性的情況）、非器質性疾患所造成的消瘦等。

暴食症經常會引起暴飲暴食、偏食、躲起來吃東西、偷吃東西等異常的飲食行為，而在暴飲暴食後會自發性催吐、濫用瀉藥或利尿劑，或者會絕食、過度運動。

表　厭食症的診斷基準

1. 變瘦超過標準體重的20%以上（3個月以上）
2. 飲食行動的異常（不吃、吃太多、躲起來吃東西等）
3. 對於體重與體型的觀念扭曲（極度害怕體重增加等）
4. 發病年齡：30歲以下（幾乎都是25歲以下，極少出現30歲以上發病）
5. （女性的情況）月經停止（也會伴隨其他身體的症狀，如長出濃密的寒毛、心跳過慢、便祕、低血壓、體溫低、浮腫等。有時也會發生在男生身上）
6. 非器質性疾患所造成的消瘦。判定為因精神分裂症造成的異常拒食、憂鬱症造成的食慾不振、單純因為心因反應（親屬死亡等）所造成的暫時性進食減少等。

（厚生省研究班，1990）

厭食症的特徵

厭食症好發於學童期後期至青春期的女性，有時會由絕食演變成暴飲暴食，或是重複著絕食與暴飲暴食。主要的臨床症狀有極度消瘦（體重變輕），女性的月經停止也是主要症狀，其他常見的身體症狀有浮腫、長出濃密的寒毛、掉髮、肝功能障礙、心跳過低、低血壓、低血鈣症、低血磷症等等。另外，月經停止與體重過低等問題也顯示出骨量數值過低，將來恐怕會有骨質疏鬆症，或是因骨質疏鬆而導致骨折，而有時亦會伴隨過動、孤獨、強迫症等症狀。

飲食疾患的發病因素與治療

飲食疾患的發病因素，大多是存在於背後的心因性原因。由於青春期的身體發育與精神發展的不平衡，加上家庭關係、朋友關係等各種青春期煩惱及社會的心理壓力下，將其壓力轉移至對自己身材的不滿或是想變瘦的強烈願望，因而引發飲食疾患。

進行治療時要先經過正確的診斷，並在醫生、精神科醫生、心理學者、護理師、社工、營養師等專業人士的陪同下，進行營養療法、增進因應技能（在困難的事情上採取某種應對的能力）等心理療法或行動療法等。當患者的生命預後惡化時，雖然必須採取鼻胃管灌食等強制性的營養補給；但是探討患者的心理性病因，並由家人陪同接受心理療法更為重要。維持病患與家屬，甚至是與專業人士之間的信賴關係，由團隊醫療來實施多方面的治療計畫是非常重要的。

(4)國高中生的運動與營養

很多的國、高中生都會花許多心力在運動社團活動上，那對於國、高中生的運動選手而言，最重要的事情是什麼呢？

很多一流的選手會注意營養、關心飲食生活，使運動的競技能力能夠提升。只是，當要實踐飲食計畫以提升表現，甚至是取得勝利時，首先最重要的便是要「好好地吃飯」，這樣才能從日常生活中充分地攝取到以熱量為首的各種營養素。無論想要在哪方面變得更厲害，最重要的都是累積，競技運動與飲食的關係也是如此，日常生活中的累積才是最重要的。不要偏食，也不要只吃喜歡的東西或是容易進食的食物，應攝取各式各樣的食物。然後若遇到訓練期或是比賽時期等，只要再依照各個時期，稍微在飲食方式多花一點點心力就好。對於運動選手來說，提升表現的三原則就是訓練、營養與休養。訓練想要有良好的質與量，這時營養的質就變得非常重要（參考p.198「第14章 運動與營養」）。

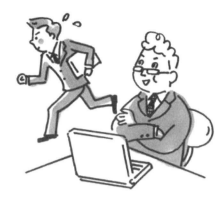

第**13**章

成年期的生理與飲食生活　～成年期①

花梨：「爸爸是不是有代謝症候群啊？」

健太：「一直嚷嚷我有代謝症候群，你們真煩耶。或許我看起來胖了點，但我還是有做該做的運動啊。」

花梨：「你都做什麼運動呢？」

健太：「嗯？打打高爾夫球之類的啊。打高爾夫球要走的距離可是很長的呢。」

康子：「就算你有打高爾夫球，但如果你打完球還去喝啤酒和吃一堆烤肉才回家的話，那也沒用啊。而且你平常休假時都只是在睡覺。」

健太：「公司裡可是有一堆傷腦筋的工作呢！至少假日時要讓我睡覺嘛！」

13.1　成年期的身心

　　成年期指的是從20歲至64歲的時期，依年齡再劃分成**青年期、壯年期、中年期**（表13.1）。在成年期之中，青年期指的是由20歲（或18歲）至29歲這個時期，壯年期是30歲～49歲，中年期則是50歲～64歲。

(1)容易陷入半健康狀態

依各人的日常生活環境、社會環境的不同，成年期有各式各樣的生活方式，這是個容易引起疾病的時期，特別是生活習慣病（p.189）。

表13.1 成年期各階段的特徵

階段	年齡	特徵
青年期	20～29歲	1) 此時期的身體發育已接近完整，但一部分的組織（例如骨骼肌等）還可透過訓練而有更好的發育。 2) 此時期在社會方面實現了獨立自主，或是替獨立自主在做準備。 3) 結婚、懷孕、生養育兒的時期。但近幾年晚婚、高齡產婦的傾向變得更為明顯，大多數推延至下一階段實行。 4) 死亡率、生病率低，死亡原因多為意外死亡、自殺身亡。有潛在的生活習慣病，但外顯的機率不高。
壯年期	30～49歲	1) 身體狀況雖因人而異，但看得見身體衰退的傾向。 2) 此時期社會責任與家庭責任重，是名符其實的社會支柱，過著型態多元化且忙碌的生活。 3) 不規律且忙碌的生活容易導致營養均衡失調，明顯變得肥胖，生活習慣病逐漸外顯。 4) 女性在接近50歲時會進入更年期。
中年期	50～64歲	1) 身體會明顯發生退化。 2) 在社交、家庭活動上，個人的差異愈來愈大。有些人會過著比壯年期還要忙碌且要擔負更多工作責任的生活，而有些人則有可能失業。家庭方面則是面臨孩子長大獨立、年邁父母親的照護等問題。 3) 伴隨生活習慣病的出現，上了年紀後其他疾病也開始外顯。

（市丸雄平、岡純編著，精通應用營養學，建帛社，2006）

人們對於身體的健康狀態，以往都是以健康或是生病來區分。換句話說，人們認為健康就是不處於生病的狀態。但現今人們認為的健康狀態，已不再只是從健康直接跳到生病，在健康與生病之間還存在著半健康的狀態（p.31）。例如這幾年，在生活習慣病等慢性疾病愈來愈多的情況下，愈來愈多的人雖然沒生病卻也不健康，是處於所謂的半健康狀態。

成年期時特別容易在壯年期與中年期陷入了半健康狀態。由於上了年紀所以會出現身體機能下降、精神方面與心理方面的變化，而伴隨這些變化會使得身心都感到不適。而且，這個時期因為生活狀況的不同，也變得更容易誘發生活習慣病，而年紀增加造成的身體機能變化，也使

得營養素等的儲存能力開始下降。

再者，營養成分的吸收能力、利用能力也正一點一滴下降。因此不知不覺間，就會變成潛在性營養過剩狀態或是潛在性營養缺乏狀態（圖13.1）。

另外，由於壯年期、中年期時的生理狀態會伴隨著年紀增加而出現變化（表13.2），應多加留意這方面的營養管理。

圖13.1　健康狀態與營養狀態

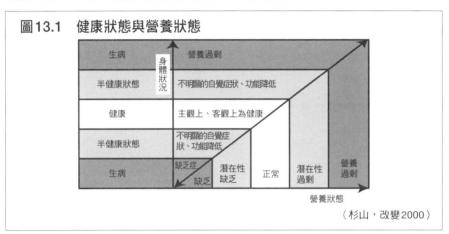

（杉山，改變2000）

表13.2　出現於壯年期的生理變化

- 基礎代謝量下降（基礎代謝量的巔峰是在20歲）
- 體力下降
- 視力調節功能變差（俗稱老花眼）
- 消化道功能變差與消化酵素分泌減少，造成營養成分的消化、吸收功能下降
- 脂肪組織中的脂肪合成能力下降→血液中的膽固醇或中性脂肪（三酸甘油脂）增加
- 對胰島素的感受性變差→葡萄糖耐受
- 肌肉的細胞數量減少→爆發力、持續力等運動能力降低、肌肉減少
（構成身體的體蛋白質總量看不出有太大的變化）
- 再加上所謂的運動不足，容易變得肥胖

營養評估

根據營養過剩或不足的程度以及持續時間的不同，營養狀態也會發生變化。在潛在性的營養過剩或營養不足狀態中，能看出來些微的自覺症狀或身體機能下降，而這些都能夠透過營養評估（生化檢查等臨床檢驗、飲食調查、身體測量等）來發現是否有異常。

(2) 更年期

　　女性在這個時期會迎接一件稱為停經的生涯大事。在第15章中會有更詳細關於更年期的解說，更年期是由生殖期轉變成非生殖期的過渡時期，卵巢荷爾蒙的產生與分泌開始急遽減少，全身上下的身體機能衰退變得更為顯著，並且會加速進行。更年期之後體重會有增加的傾向，這是由於內分泌變化造成新陳代謝的速度變慢，以及消耗熱量的減少。也就是說，雖然還是過著一樣的生活，但是因為消耗的熱量減少了，所以如果還是吃相同分量的食物，一不小心就會變胖。特別是在進入更年期後，對醣類、脂質代謝會產生不良影響的內臟脂肪堆積型肥胖會變得更多。

　　另外，進入更年期之後骨頭代謝會有激烈的變化，由於骨質急遽減少所造成的骨質疏鬆症的發病風險會明顯提升，關於這點也應該要在健康管理方面上多加注意（圖13.2以及p.211）。

　　此外，雖然身體狀況因人而異，但男性也是有更年期（p.215）。

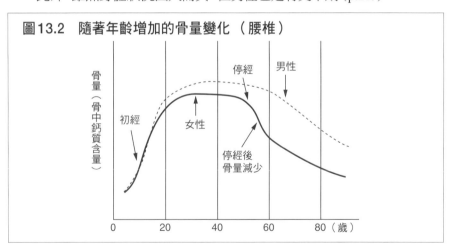

圖13.2　隨著年齡增加的骨量變化（腰椎）

雖然稱做成年期，但是範圍包括了20～64歲，是一段具有各式各樣主題的時期呢。

花梨：「放在桌子上面的那個『健康日本 21（第二次）』的宣傳本，是誰
　　　拿回來的啊？」

健太：「那個是從我公司的健康協會拿來的。」

花梨：「這個看起來讓人似懂非懂的名字是什麼呀？」

健太：「裡面的內容好像是關於如何促進健康的重要事項」

康子：「咦？你們都不知道那是什麼嗎？之前頒布的『健康日本 21（第一
　　　次）』是國家為了促進健康所提出的指標，以 2010 年度為目標年，

 健康日本 21

　　「健康日本 21」是促進 21 世紀國民健康運動的計畫，於 2000 年時制定，並由 2000 年 4 月起開始（第一次）實行。以 2000 年至 2010 年這 10 年間為運動推動期間，之後改訂運動期間，延長至 2012 年，並且於 2010 年到運動結束前的這段期間內實施最終評定。2013 年起開始「健康日本 21（第二次）」。第二次亦是以 10 年為運動推動期間。

　　這項運動是為了實施增進國民健康與初級預防生活習慣病，最終達到延長健康壽命以及提升 quality of life（QOL：生活品質）的目的，目標是國民能夠度過充實豐富的高齡期。期望國民能夠迎接 80 歲以上人生的來臨，並在過了 50 歲之後依舊朝氣蓬勃地活下去。

　　第一次計畫的基本方針為：①重視初級預防（政策的推動重點著眼於增進健康、預防疾病發病的「初級預防」）、②充實用以支援促進健康的環境、③計畫目標的設定與評定（明訂 10 年後的達成目標並進行評定）、④在各種不同實施負責機構的合作下，推動有效的運動計畫。

　　第二次計畫的基本方向為：①延長健康的壽命與縮小健康差距、②徹底預防生活習慣病的發病與惡化（非感染性疾病的預防：癌症、心血管疾病、糖尿病、COPD（慢性阻塞性肺病））、③維持與提升生存於社會生活的必要身體機能、④整頓一個能支持守護健康的社會環境、⑤針對營養、飲食生活、身體活動、社會、休養、飲酒、抽菸以及口腔牙齒健康的相關生活習慣病以及社會環境進行改善。

（＊參考 PART4 打造健康的國家指導方針 p.230）

COLUMN 健康增進法

　　日本政府於2002年8月2日頒布了健康增進法，賦予「健康日本21」的法律根據基礎，並隨此法律的頒布，同時廢止了營養改善法。有鑑於日本隨著高齡化的加速成長以及疾病結構的變化，增進國民健康的重要性大為提升，本法律的目的係訂定增進國民健康等基本的綜合性推動事項，同時採取措施以求改善國民營養狀態與增進國民健康，並冀求國民保健的提升。健康增進法中列出了推動增進國民健康等的相關事項，如：實施國民健康、營養調查、於特定飲食機關拒吸二手菸等等。

　　推動公共區域或是分時段、地點的禁菸，受此法律影響頗深。

　　列出了具體的目標等等。新『健康日本21（第二次）』則是以2013年起的10年間為運動期間，提出了53項目標。」

花梨：「那個……每個人到了爸爸這個年紀時都會變胖嗎？」

康子：「是啊，肥胖的人很多。但還是有正常體型和身材苗條的人，這要怎麼說呢……」

13.2　成年期的飲食生活

(1) 健康狀態的現狀

　　由日本厚生勞動省每年實施的國民健康、營養調查*來看成年期生活習慣的現況，可以看出下列的現象愈趨明顯。

*國民健康、營養調查：2002年以前的名稱為國民營養調查

●生活習慣病的高危險因子

　　圖13.3以性別、年齡顯示出生活習慣病的危險因子 ——「肥胖」、「高血壓」、「中性脂肪與總膽固醇的數值過高」、「高血糖」的結果（1999年 國民營養調查結果）。

　　高血壓（包含邊緣性高血壓）與高血糖的比例皆隨著年齡的增加而上升，結果顯示出60歲世代男性的高血壓比例為62.8%；高血糖比例不

分男女，60 歲過後皆超過 30%。此外，中性脂肪與膽固醇過高的比例中，30 ～ 60 歲世代的男性比例超過 50%；女性則於 50 歲世代中急速增加，超過了 60%。而關於肥胖，男性在 40 歲世代，女性則在 60 歲世代時達到了巔峰。在 2006 年的國民健康營養調查中的類似調查結果顯示，肥胖者、疑似脂質異常症者、高血壓患者、糖尿病可能患者、糖尿病潛在患者為數不少。

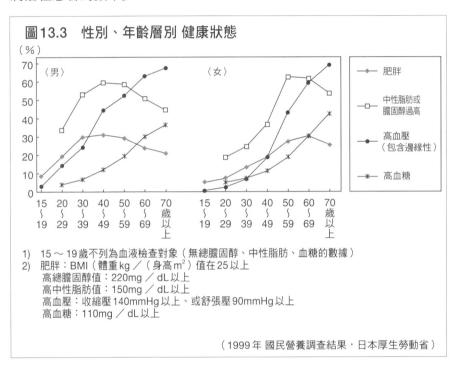

圖13.3　性別、年齡層別 健康狀態

1)　15 ～ 19 歲不列為血液檢查對象（無總膽固醇、中性脂肪、血糖的數據）
2)　肥胖：BMI（體重 kg ／（身高 m²）值在 25 以上
　　高總膽固醇值：220mg ／ dL 以上
　　高中性脂肪值：150mg ／ dL 以上
　　高血壓：收縮壓 140mmHg 以上、或舒張壓 90mmHg 以上
　　高血糖：110mg ／ dL 以上

（1999 年 國民營養調查結果，日本厚生勞動省）

●對於危險因子的認知不足

另外，實際詢問被診斷為高血壓或肥胖的患者，是否清楚認識這些與自身的健康問題相關的病症（圖 13.4），發現除了女性的肥胖問題以外，回答「無認知」比例皆大於回答「有認知」。特別以有認知的比例來看，顯示出關於中性脂肪或膽固醇過高的問題，男性有認知的比例有 29.8%、女性為 35.3%；而關於高血壓的問題，男性有認知的比例為 38.1%、女性為 40.7%；關於高血糖的問題，男性有認知的比例維持在

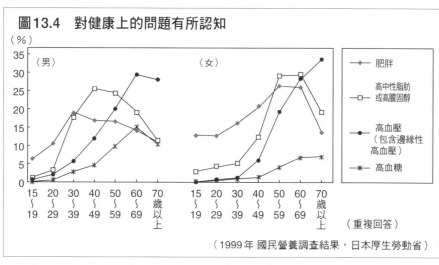

圖13.4　對健康上的問題有所認知

（%）

〈男〉　　〈女〉

圖例：
- 肥胖
- 高中性脂肪或高膽固醇
- 高血壓（包含邊緣性高血壓）
- 高血糖

（重複回答）

（1999年 國民營養調查結果，日本厚生勞動省）

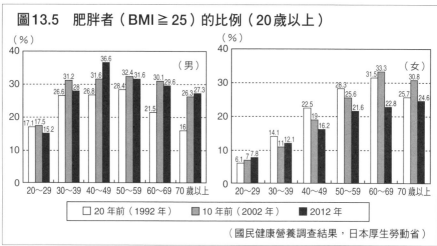

圖13.5　肥胖者（BMI ≧ 25）的比例（20歲以上）

（%）　〈男〉

□ 20年前（1992年）　　■ 10年前（2002年）　　■ 2012年

（國民健康營養調查結果，日本厚生勞動省）

25.7%，女性則在12.6%。如上述所示，患者對於生活習慣病的危險因子的理解認知還是相當低，今後似乎也仍持續著這樣的傾向。

●肥胖的增加

　　我們再來看看2012年度的國民健康營養調查結果。

　　關於肥胖（圖13.5），數值顯示出男性的肥胖者比例在40歲世代是最高的，而女性則是在70歲過後。另外，40歲世代男性的肥胖者比例仍有持續增加的傾向。

關於糖尿病的狀況又是如何呢？在「糖尿病可能患者」的比例中，男性有15.2%、女性有8.7%，推算大約是950萬人；「糖尿病潛在患者」的比例中，男性為12.1%、女性為13.1%，推算大約是1100萬人。兩者合計大約有2050萬人，而自1997年以來，人數首度出現下降的情況。（編註：據日本2012年國民健康營養調查結果，HbA1C(糖化血色素)6.5%以上為糖尿病可能患者；HbA1C 6.0%以上未滿6.5%為糖尿病潛在患者）

●年輕女性大多是「過瘦」？

體重過輕者（過瘦者）（BMI＜18.5）的比例中，年輕女性有增加的傾向，特別是在20歲世代的比例超過了20%（圖13.6）。

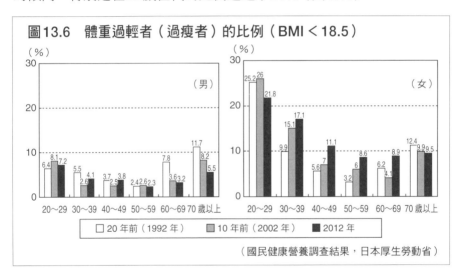

圖13.6　體重過輕者（過瘦者）的比例（BMI＜18.5）

（國民健康營養調查結果，日本厚生勞動省）

(2)飲食生活的現狀

●營養狀態

營養素中容易攝取不足的是鈣質（p.39），而讓人擔憂會過度攝取的則是鹽分與脂肪。男性每日鹽分的目標攝取量（日本人飲食攝取基準（2015））為8.0g以下，女性為7.0g以下，但目前國人的攝取量卻居高不下，無法降到目標攝取量。（註：國人請參考衛福部「國人膳食營養素參考攝取量」）

時常聽聞要多注意別過度攝取脂肪，但是實際的狀況又是如何呢？從食物中攝取的總熱量當中有一項「脂肪熱量比」，是判斷應從脂肪中攝取多少熱量的標準。據2010年國民健康營養調查的結果，顯示出脂肪熱量比[*]為30%以上的人數，男性比例為20.7%，女性為28.5%。再將數據與前年數據比較後，脂肪熱量比不滿25%的人數比例不分男女皆逐漸降低，而脂肪熱量比高於30%的人數比例則逐漸上升。

＊脂肪熱量比：無論男女1歲以上各年齡的目標值皆為20% ～ 30%。

●有吃早餐嗎？

觀察早餐欠食的狀況（2012年國民健康營養調查），顯示出男女未吃早餐的最高比例皆在20歲世代（男性29.5%、女性22.1%）；比例第二高則皆在30歲世代，男性有25.8%、女性有14.5%；而40歲世代與50歲世代中，未吃早餐者的比例也有15%左右。

(3) 飲食攝取基準

成年期受到工作環境、社會環境等影響，有愈來愈多外食的傾向，而最為重要的是要養成自我管理能力，才能選擇適合的飲食菜單，維持「何時、何物、該吃多少量」等良好的營養均衡。

成年期的飲食攝取基準請見附表2所示。

營養指導、營養教育

營養狀況、健康狀況以及與此相關的意識，每一項對於生活習慣病等疾病的產生都有著深刻的關聯，在這個年代，留心飲食生活的改善對於生活習慣病的預防是極為重要的事情。因此，像是壯年期、中年期時個別的行動改變（例如：「外食時不點單品，而要選擇定食」、「有飲酒習慣的人要注意飲酒量，一定要訂一個肝臟休息日」等等）的營養指導、營養教育都非常重要。

(4)抽菸

　　未成年者依規定不得抽菸，而成年之後雖受法律許可得以抽菸，但抽菸及吸入二手菸都會對健康帶來惡性影響，所以一定要了解抽菸是「百害而無一利」，並啟發更多人的禁菸意識。

　　根據2012年國民健康營養調查的結果，顯示出目前有抽菸習慣者的比例，男性為30歲世代的比例最高43.2%，20歲世代則為37.6%；女性則為40歲世代的比例最高12.7%，20歲世代則為12.3%。另外，與前年的抽菸率相比，男性抽菸人數逐漸增加，而女性的人數則逐漸減少。

我討厭香菸的煙。
前面的人邊走邊抽菸的話，
煙都會撲到我的臉上。

13.3　生活習慣病

(1)生活習慣病這個名稱

　　疾病病徵的出現是受到許多因素的影響，如圖13.7所示，基因異常或年紀增加等的「遺傳因素」；病原體、有害物質、事故、壓力因素等的「外在環境因素」；還有以飲食生活、運動習慣為主的「生活習慣因素」等。在這之中，生活習慣與腦中風、心臟病（也就是所謂的成人病）、癌症、骨質疏鬆症等疾病病徵的出現發展，明顯地有著深切的關聯。因此，疾病的預防不僅限於以往在健檢中心的次級預防，以改變生活習慣為目標的初級預防也逐漸受到重視，所以最要緊的，是要確立健康的生活習慣與追求促進健康來預防疾病病徵的出現。

　　於是，舊厚生省推廣「透過改善生活習慣可預防疾病病徵的出現與發展」的觀念，並為了落實此項行動，導入了著眼於生活習慣的「生

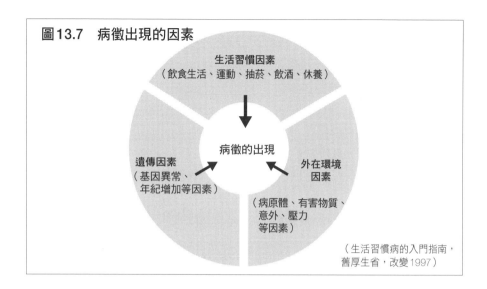

圖13.7　病徵出現的因素

生活習慣因素
（飲食生活、運動、抽菸、飲酒、休養）

病徵的出現

遺傳因素
（基因異常、
年紀增加等因素）

外在環境
因素

（病原體、有害物質、
意外、壓力
等因素）

（生活習慣病的入門指南，
舊厚生省，改變1997）

活習慣病」概念。生活習慣病被定位為「生活習慣為導致病徵出現的最大因素」的疾病，而大部分的成人疾病都是屬於生活習慣病。

另外，生活習慣病（life-style related disease）的定義（1996年12月公眾衛生審議會）為「受到飲食習慣、運動習慣、休養、抽菸、飲酒等生活習慣的影響，而導致的疾病群」，以下列出了各類型的生活習慣病（表13.3）。

表13.3　被列為生活習慣病的疾病

①與飲食習慣有關的疾病	非胰島素依賴型糖尿病（第2型糖尿病）、肥胖、脂質異常症（舊稱高脂血症，家族性遺傳除外）、高尿酸血症、心血管疾病（先天性異常除外）、大腸癌（家族性遺傳除外）、牙周病等
②與運動習慣有關的疾病	非胰島素依賴型糖尿病（第2型糖尿病）、肥胖、脂質異常症（舊稱高脂血症，家族性遺傳除外）、高血壓等
③與抽菸有關的疾病	鱗狀上皮細胞癌、心血管疾病（先天性異常除外）、慢性支氣管炎、肺氣腫、牙周病等
④與飲酒有關的疾病	酒精性肝病等

（公眾衛生審議會，1996）

＊除了上述疾病以外，「健康日本21（第一次）」（2000年）將「骨質疏鬆症」列入第一種生活習慣病。

與飲食有深切關聯的生活習慣病

如表13.3所示，在生活習慣病當中也與飲食有深切關聯的疾病，如：肥胖、高血壓、脂質異常症（舊稱高脂血症）、冠狀動脈疾病、腦中風、部分癌症（大腸癌、乳癌、胃癌）、糖尿病、骨質疏鬆症，表格中也列出營養素、食物階層方面的危險因子。另外，在「日本人飲食攝取基準（2015年版）」中，亦提及生活習慣病中的高血壓、脂質異常症、糖尿病、慢性腎臟病等4項疾病與熱量、營養之間的關聯。

想要預防容易在老年期時出現病徵的生活習慣病，以改變飲食生活、飲食習慣為目標的初級預防就格外重要。

(2)肥胖

肥胖無論在哪個年齡層都會出現，特別是過了30歲以後體重增加的傾向會愈來愈明顯，因為比起進食量，身體的運動量會隨著年齡的增加而減少。特別是女性在過了40歲之後的肥胖症會變得更明顯，其原因不單單只是因為內分泌，還與暴飲暴食、運動不足等各式各樣的生活因素有關。另外，肥胖家族等的遺傳性因素也是原因之一。無論是哪一項因素，肥胖者在飲食上都有攝取過度的傾向，改善生活習慣以及飲食生活上的問題所在為首要之務。

表13.4　肥胖的判定基準（BMI）

BMI	判定
低於18.5	低體重（過瘦）
介於18.5～25	一般體重
介於25～30	肥胖（1度）
介於30～35	肥胖（2度）
介於35～40*	肥胖（3度）
高於40*	肥胖（4度）

BMI（body mass index）＝體重（kg）÷｛身高（m）｝²
＊BMI值35以上定義為「重度肥胖」

（日本肥胖學會，2011年）

●肥胖的判定基準

【BMI】BMI值經常用來當作肥胖的判定基準（表13.4）。BMI值22被認為是各種疾病中出現最少併發症，可以此為基準來計算出標準體重（標準體重（kg）＝{身高（m）}^{2}×22）。另外，出現愈來愈多併發症的BMI值25以上則判定為肥胖。

代謝症候群

代謝症候群指的是內臟脂肪的累積、因內臟脂肪累積而造成的胰島素抗阻及糖代謝異常、脂質代謝異常、高血壓等多個因子合併的複合性危險因子症候群（舊稱X症候群、致命四重奏、胰島素抗阻症候群、內臟脂肪症候群等），被定義為容易形成動脈硬化的病況。其診斷基準如表所示。

表　代謝症候群的診斷基準

內臟脂肪累積	
腰圍	男性85cm以上
	女性90cm以上
（相當於100cm^{2}以上的內臟脂肪面積）	

除上記項目之外，還有下列兩項以上的項目	
高三酸甘油脂血症	150mg／dL以上
且／或	
高密度脂蛋白膽固醇低血症	不足40mg／dL，不分男女
最高血壓（收縮壓）	130mmHg以上
且／或	
最低血壓（舒張壓）	85 mmHg以上
空腹血糖值	110 mg/dL以上

＊利用CT掃描等進行內臟脂肪量的測定最為理想。
＊採用站姿、輕輕吐氣、肚臍位置來測定腰圍。如脂肪有明顯堆積，而導致肚臍位置往下偏時，則測量肋骨下緣與前上髂骨棘中點的位置。
＊被診斷為代謝症候群時，會建議進行口服葡萄糖耐量試驗，但這對診斷並非為必要。
＊正在接受高三酸甘油脂血症、低HDL膽固醇血症、高血壓、糖尿病的藥物治療，其亦包含在各診斷項目基準內。

（日本內科學會，2005年）

【**蘋果型、酪梨型**】在體脂肪的分布上，所謂的上半身肥胖（蘋果型肥胖、腹部肥胖）比下半身肥胖（酪梨型肥胖）更容易伴隨併發症的產生。

女性waist（腰圍，W）與hip（臀圍，H）比若為0.8以上，則為糖尿病併發症病徵出現的高危險群。而且，上半身肥胖分成脂肪累積在腹部皮下的皮下脂肪型肥胖，以及脂肪累積在腹部內臟周圍的內臟脂肪型肥胖。而內臟脂肪型肥胖也被明確地指出容易伴隨併發症，可能會出現所謂的代謝症候群（內臟脂肪症候群）病徵。

●**肥胖的預防與治療**

要預防肥胖，就要調整熱量的攝取，使攝取熱量不大於消耗熱量。

治療肥胖時，重要的是調節身心的壓力以及了解如何減少體重。在慢慢地限制飲食的同時，還要透過運動來增加熱量消耗。

飲食減量時最須注意的就是要攝取充足的蛋白質，要維持身體細胞的正常，每1公斤的體重就需要約1公克的蛋白質。除此之外，低卡飲食容易欠缺維生素類、鈣質等礦物質，所以充分地攝取非常重要。

(3) 糖尿病

想要利用體內的葡萄糖做為熱量來源，就必須讓細胞汲取血液中的葡萄糖才行。擔任這項工作的，就是由胰臟所產生的胰島素荷爾蒙。

糖尿病指的是由於胰島素的作用降低，或是胰島素的量不足以控制葡萄糖，而造成血液中含有的葡萄糖量異常增加（血糖值升高）的疾病。血糖值升高的結果會導致尿液中帶有糖分（出現尿糖），所以自古以來稱之為糖尿病，但這種疾病實際為高血糖症。

在糖尿病之中，存在著與生活習慣幾乎無關的第1型糖尿病重症（胰島素依賴型糖尿病：IDDM，insulin-dependent diabetes mellitus），但是大多數的糖尿病患都是與生活習慣有極大關聯的第2型糖尿病（NIDDM，non insulin-dependent diabetes mellitus）。

接受糖尿病治療的比例，其特徵為過了45歲後人數增加特別快速，以及過了75歲後人數達到巔峰。另外，遺傳因子也與糖尿病有相當大的關聯，而日本人的體質普遍被認為容易有遺傳性糖尿病。這種體質的特徵有：①胰臟內胰島的 β-細胞數量少、②不易散熱，容易累積熱量、③食慾旺盛，會想辦法獲得食物、④容易啟動會攻擊細胞的自體免疫結構等等。

現今，若要預防第2型糖尿病的發生，就要減少體重（預防肥胖）、鼓勵運動以及改善生活習慣，這樣的做法最有效果。

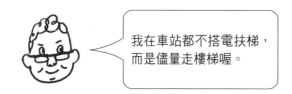

我在車站都不搭電扶梯，而是儘量走樓梯喔。

(4)脂質異常症（舊稱高脂血症）

所謂的高脂血症，是指血清脂質成分的膽固醇、三酸甘油脂（中性脂肪）、磷脂質、游離脂肪酸等，有一項或同時兩項以上呈現數值過高的情況。但在「動脈硬化疾病預防指導方針（2007年版）」中則更名為「脂質異常症」。會更改名稱的原因，是因為高脂血症的名稱並未適當地表現出包含了重要的脂肪異常 —— 低HDL膽固醇（HDL-C）血症（編按：臺灣未更名，正式名稱仍為高脂血症）。

脂質異常症的判斷基準（空腹時採血）為：高LDL膽固醇血症（LDL膽固醇 ≧ 140mg／dL）、低HDL膽固醇血症（HDL膽固醇 ＜ 40mg／dL）、高三酸甘油脂血症（三酸甘油脂 ≧ 150mg／dL）。

肥胖以及過度攝取動物性脂肪、膽固醇或熱量等飲食生活上的問題，是造成此種疾病的生活環境方面的要因。此外，續發性脂質異常症則與糖尿病、甲狀腺低能症、腎臟病（腎病症候群等）有所關聯。

另外，也觀察到女性身上的雌激素能夠促進分解肝臟所分泌的三酸

甘油脂，生成LDL膽固醇，並再將這些脂質運輸回肝臟代謝。因此，在雌性激素明顯減少的更年期時，存在於血液中氧化或乙醯化的LDL濃度會變高，造成血清總膽固醇的數值提高，導致出現脂質異常症的危險機率明顯增加。

脂質異常症（舊稱高脂血症）的營養、飲食指導

根據脂質代謝的狀態，也就是其病況類型的不同，飲食的基準也有所差異，因此要針對個別狀況來採取適當的療法、指導。

基本的共同方針，就是要限制熱量、飽和脂肪酸、膽固醇的攝取量，並增加多元飽和脂肪酸的攝取量（多食用沙丁魚、青花魚、竹筴魚等魚類料理，料理時使用的油脂要使用紫蘇油、芥花籽油等植物油等）。然後還要充分攝取具抗氧化作用的維生素E、C以及β-胡蘿蔔素，攝取足夠的膳食纖維與礦物質（鈣、鎂、鋅等等）也很重要。

在食品選擇上，重要的是注意要選擇脂肪少的食品，並使用脫脂乳或低脂乳代替牛乳，在挑選肉類時改成選擇脂肪較少的部位也是一大要點。

---

(5)惡性新生物（參照表13.5）

惡性新生物也就是所謂的癌症，名列日本死因的第一，遠遠超越了心臟疾病。依內臟器官來分，則有支氣管癌、肺癌、肝癌、大腸癌、胰臟癌等等，以及發生於女性身上的乳癌等，皆顯示出惡性新生物有增加的傾向。現今，透過癌症健檢，初級預防的重要性受到大力提倡。另外包含飲食習慣、抽菸、飲酒等等的生活習慣也被認為與癌症的發生有關，重新審視並改善日常生活習慣也很重要。

表13.5   預防癌症12項

- ・均衡攝取營養：餐桌上要有色澤豐富的菜色
- ・飲食生活須每日變化：都是一樣的模式嗎？
- ・避免攝食過多，要控制脂肪：好吃的東西也要克制
- ・飲酒要適可而止：健康地享受飲酒
- ・改掉抽菸的習慣：特別是不嘗試抽菸
- ・多從食物中攝取適量的維生素與纖維質：要有滿滿的黃綠色蔬菜
- ・少吃辛辣的食物，太燙的食物要放涼再吃
- ・避免吃到燒焦的部分：會引起細胞突變
- ・注意發霉的部分：吃東西之前要先確認
- ・不要過度曝曬在陽光下
- ・要適度地運動：流汗吧
- ・保持身體清潔：有清爽的感受

（依據國立癌症中心監修癌症研究振興財團的新聞資料）

(6)高血壓

為體循環系統的血壓慢性上升的病狀，又分成確定為腎性、內分泌性等原因的高血壓（次發性高血壓）；以及原因不明的原發性高血壓，而這也是造成動脈硬化、心臟肥大、腦出血等的原因。要預防原發性高血壓，除了預防肥胖，還要改善鈉攝取過多的情況（攝取過多的鹽量），同時攝取足夠的鈣質也一樣很重要。

(7)腦血管疾病（腦中風）

腦血管疾病可再區分為出血性腦中風（腦溢血、蜘蛛網膜下出血）與缺血性腦中風。

小知識●〔特定健康檢查與特定保健指導〕　自2008年4月起，要求健康保險公會、國民健康保險等，針對40歲以上的投保者為對象，義務實施著重於代謝症候群的特定健康檢查以及特定保健指導。

特定健康檢查基本上是採用基本健康檢查的健檢項目，但在著重於代謝症候群的健康檢查中，用來診斷代謝症候群的腰圍測量為必要檢查項目。另外，與動脈硬化有極大關聯的LDL膽固醇的測定，可使用總膽固醇的測定來代替。特定健康檢查報告的結果出來後，再針對有高度生活習慣病發病的風險，但可透過改善生活習慣來有效預防生活習慣病的人，實施特定保健指導。

出血性腦中風，是壞死的腦小動脈壁因高血壓等影響導致破裂出血。大多數的出血性腦中風是因為動脈硬化症與高血壓症造成。

缺血性腦中風，是由於腦動脈血管阻塞引起細胞壞死的疾病（又稱為腦軟化症）。血管阻塞的原因有腦血栓、腦栓塞（細菌、脂肪塊、部分癌細胞組織、空氣等阻塞腦血管）等。在大多數老年人身上，可經常看到會先出現腦動脈硬化的症狀（手麻腳麻、舌頭不靈活）。

(8)動脈硬化症

由於膽固醇或其他脂質沉澱在動脈血管壁上，因組織遭到破壞而管壁逐漸增厚，造成管道狹小，血管變硬失去彈性然後脆化的一種疾病。

高血壓、糖尿病、脂質異常症、肥胖、抽菸等被認為是促進動脈硬化的因素，而動脈硬化則是造成缺血性心臟病與腦血管疾病的原因。

(9)牙周病

男性恆牙的平均壽命為53～60年，女性則為47～57年。恆牙會在13～14歲前長齊，但如果忽略牙齒的保養，在80歲來臨前就會掉落大半的恆牙。特別是中老年期時牙周病的機會大增，要是因為牙周病而使牙齒脫落，就會造成咀嚼能力降低，牙齒咬合力也會變差，而使進食的機會減少。所以老年期很容易處於營養不足的狀態，特別是低蛋白質、低熱量的營養狀態（PEM，p.221）。另外，發音會變得不清楚，臉上的骨骼與肌肉也會受到影響，有時候還會出現顏面不對稱的情況。

將自己的牙齒維持在至少20顆以上的話，進食時就能夠咀嚼大部分的食物，因此以日本厚生勞動省與牙科醫師公會為中心，推動了「8020運動」，運動的目標是要在80歲之後還能保有20顆以上自己的牙齒。

第**14**章

運動與營養 ～成年期②

海人：「要在運動方面變得更強的話，果然還是需要吃大量的東西才行呢！」

康子：「這的確是個大前提，那些屬害的運動選手的腸胃好像都很強壯，可以比其他人吃上多一倍的食物喔。」

海人：「只要照著吃就可以讓力氣大增——有沒有這種食物啊？」

康子：「如果有的話那還真不錯呢！」

14.1　運動選手應攝取的營養

　　我並不會跟各位說「沒有專門給競技者提升表現的飲食方式，或是能夠獲得勝利的飲食方式」，不過要讓這些特別的飲食方式能夠有效發揮作用，基本上還是要看「日常的飲食生活中有沒有攝取過多或是攝取不足的營養？」、「各種營養素是否都有攝取均衡？」。

(1)運動員的飲食攝取基準範例

　　運動選手（運動員）的飲食攝取基準範例為表14.1所示。任何一種營養素的攝取量都必須比平常活動身體時更多。

表14.1　運動員的飲食攝取基準範例

熱量（kcal）	4,500	3,500	2,500	1,600	備註
蛋白質（g）	150	130	95	80	
（熱量比）	（13%）	（15%）	（15%）	（20%）	
脂質（g）	150	105	70	45	
（熱量比）	（30%）	（27%）	（25%）	（25%）	
碳水化合物（g）	640	500	370	220	
（熱量比）	（57%）	（58%）	（60%）	（55%）	
鈣質（mg）	1,000～1,500	1,000～1,200	900～1,000	700～900	
鐵質（mg）	15～20	10～15	10～15	10～15	增加建議攝取量的15%~20%
維生素 A（μgRAE）[*]	1,000	900	900	700	增加建議攝取量的20%
維生素 B₁（mg）	2.7～3.6	2.1～2.8	1.5～2.0	1.0～1.3	0.6~0.8mg/1000kcal
維生素 B₂（mg）	2.7～3.6	2.1～2.8	1.5～2.0	1.0～1.3	0.6~0.8mg/1000kcal
維生素 C（mg）	100～200	100～200	100～200	100～200	
膳食纖維（g）	36～45	28～35	20～25	13～16	8~10g/1000kcal
運動項目	划艇滑雪摔角柔道（重量級）橄欖球美式足球田徑（馬拉松、投擲）等	田徑（短、中距離跳躍）棒球網球足球排球籃球等	體操桌球羽毛球遊艇跳台滑雪等	主要是在減重時	

＊RAE：視黃醇活性當量

（日本體育協會運動醫學、科學專門委員會「針對運動員的營養、飲食指南　第2版」第一出版，2008 年修改）

(2)運動與貧血

　　鐵質是體內運輸氧氣的必要礦物質，而氧氣運輸能力與運動表現的維持有相當深的關聯。貧血會造成運動表現降低，由疲勞中回復的速度也會變慢，而且在訓練時也無法持續地進行充足的訓練。為了避免貧血導致運動表現變差，因此預防貧血是極為重要的事。

　　成人運動員的鐵攝取量建議為 15 ～ 20mg，而在平常的飲食生活中，鐵質是礦物質中很容易攝取不足的營養素，僅次於鈣質而已。女性特別需要注意鐵質不足的情況。

　　另外，經常能夠看到在激烈運動時所引起的運動型貧血，此時也需要多攝取一些鐵質。

　　此外，若想要預防貧血，在攝取鐵質的同時也要注意蛋白質的適量攝取，還要攝取能夠促進鐵質吸收的維生素C。且為了使鐵質能夠充分地被吸收，用餐後約30分鐘內最好避免喝含有單寧酸的飲料（綠茶、紅茶、烏龍茶、咖啡等）。

(3) 運動選手的鈣質攝取與骨骼

　　要支撐激烈的身體活動，運動員就要必備強韌的骨骼。一般來說，運動選手的骨量會比一般人多，這是因為透過運動，如負重等物理性刺激會直接作用在骨頭上，且透過運動的全身性變化亦會間接產生作用，帶給骨頭良好的影響。

　　鈣質是組成骨頭極為重要的營養素，卻也最容易攝取不足。特別是包含高中生在內的年輕人，其鈣質不足是個嚴重的問題。由於國高中時期是骨頭明顯成長、發育的時期，是最需要擁有更多鈣質的時期。再加上平常生活裡所流的汗水當中，約莫有3mg／日的鈣質會流失，運動時的汗水裡則有約100mg／L比例的鈣質流失，出汗量大的情況甚至可能會達到300mg的損失量。因此，考量到運動時隨著汗水流失鈣質的情況，就有必要好好地攝取鈣質。

　　再看看關於骨骼的健康，女性運動選手經常會發生因過度運動造成的壓力以及體重減少，再加上過低的體脂肪率，導致月經失調，使得骨頭變得更脆弱。由於鈣在骨頭代謝中擔任重要角色的女性荷爾蒙——雌激素會因為月經失調而減少分泌，進而造成骨質的脆弱。此外，體重過輕也會導致月經失調，因體重過輕這件事本身就減少對於骨頭的刺

激，而這也是骨量降低的原因。將體重維持在所需體重之上，以及攝取足夠的鈣質，這對於骨質脆弱的預防很有效果。

 ## 何謂FAT（female athlete triad）

是與身體可動用能量（energy availability）的數值低、運動性月經失調、低骨質密度（骨質疏鬆症）此三者相關所引起，對於女性運動員而言是嚴重的健康管理上的問題。身體可動用能量為「熱量攝取量－運動消耗熱量」或「（熱量攝取量－運動消耗熱量）／除脂肪量（FFM，free fat mass）」。

換言之，如果攝取的熱量無法與運動量達到平衡，這種狀態下便會導致月經次數減少或是運動性停經，以及造成低骨質密度。另外，月經失調還會讓骨質密度變得更低。一位女性運動員的身上並不一定會同時出現這三種情況，但許多女性運動員都有一至兩項的狀況出現。不管是哪一項情況，對於健康都會引起嚴重的問題。

此外，身體可動用能量的數值低所造成的負面影響並不只出現在女性身上，在男性運動員身上同樣也會產生類似的健康問題。

COLUMN 停止競技運動後的飲食生活

停止運動活動之後，消耗的熱量就會急遽地減少。若維持之前的進食量，剩餘的熱量就會以體脂肪的形式囤積下來，恐怕會成為以肥胖為主的生活習慣病高危險群的一員。停止運動之後，除了要注意進食量之外，也要留意維持適度的身體活動以保持健康。特別是學生時期花費了大量精力在運動上的人，大多數在工作之後都會過著截然不同的生活，活動身體的機會變得相當稀少。而許多人在數年後的職場健康診斷中，才會開始檢查出各式各樣身體上的問題，所以要特別注意。

小知識●〔游泳選手的骨量〕 將精力花在游泳的人骨量會比較低，各位是不是這麼想呢？雖然有時後游泳選手的骨量會比其他運動項目的選手低，但與其他沒在運動的人相比，游泳選手的骨量還是比較高的。

14.2　比賽獲勝的營養法

在耐力型運動中，經常使用的營養法是「肝醣超補法」。另外還有「水分超補法」、「脂肪增補法」、「肌酸增補法」等營養法。

(1)肝醣超補法

肝醣超補法（Carbohydrate Loading）可以說是運動營養中最有名的營養攝取方式。這是在比賽前的調整期中實行的飲食方式，目的是為了提高肌肉中的肝醣量。由於肌肉中的肝醣是做為運動的能量來源，所以特別是對耐力型的運動而言，如何將肝醣儲存下來正是關鍵所在。透過肝醣的儲存，以求在比賽時提升精力與持久力。

目前較常被使用的方法，是在比賽前1個星期開始減少運動量，並攝取一般熱量比（碳水化合物50～60%、蛋白質10～15%、脂質25%）的飲食，比賽前3天才開始替換成高碳水化合物飲食，將碳水化合物調整為70～80%、蛋白質10～15%、脂質10～20%（圖14.1 A）。其他的方式則有像是比賽前7天進行激烈的運動，盡可能降低肌肉裡的肝醣量，其後再控制運動量。同時，頭3天採取高蛋白質、高脂質的飲食，亦即低碳水化合物飲食，而最後3天才是高碳水化合物的飲食方式（圖14.1 B）。

不過，肝醣超補法的飲食容易使水分蓄積在體內，所以有時候反而會覺得體重變重了。

(2)水分補給（水分超補法）

運動中流汗所造成的脫水，與運動的表現有直接的關聯。

我們知道，體重2～3%的脫水會使運動表現有感下降。體重約50kg的人如果流了大約1L的汗，那就會使運動的表現變差。運動時經常會產生如此程度的出汗，而依環境因素的緣故，運動時的出汗量大的

圖14.1 肝醣超補法

A. 簡易方式

藉由從比賽前1星期開始慢慢減少練習量,並在比賽前3天起替換成高碳水化合物飲食,使體內的肝醣含量增加的方式。

高碳水化合物飲食會使配菜分量少於一般飲食的配菜量,並增加主食分量。

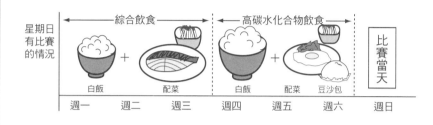

B. 古典式方法

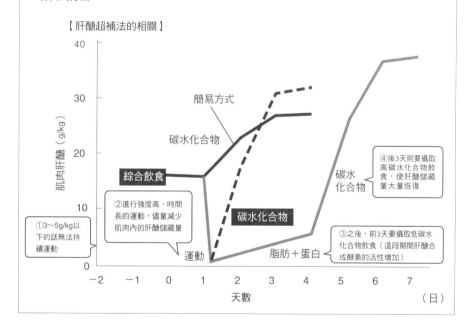

話還有可能達到5L的出汗量。

積極補充與出汗量相對應的水分是一件重要的事。另外,如果只是飲用純水的話,有時候反而會使脫水的情況惡化。會造成這樣的情況,是因為流汗會造成鈉的流失,使得血液中的鈉離子濃度有降低的

傾向。而這時候為了要避免因為攝取純水導致血液中的鈉離子濃度降得更低,所以身體裡面有個構造(自主脫水)會反過來使體內的水分排出體外。想要避免身體自主脫水,最重要的就是補給與身體等滲透壓的含鈉飲用水。

當然了,因出汗而流失的礦物質不只有鈉離子而已,所以補給同時含有其他礦物質的飲用水會更有效果。

而且在長時間的運動中,中途的熱量補給也很重要,因此含有碳水化合物的飲用水對於體力的維持很有效。這時候,若糖分的濃度在6%以下的話,雖然通過胃的時間會稍微變長,但是腸胃的吸收速度並不會變慢,所以糖分的濃度都是以6%以下為目標值。此外也指出,若是將像葡萄糖一樣容易被吸收的糖當成飲料來喝的話,體內抑制血糖急速上升的機制就會啟動,反而可能有引起低血糖的傾向。這樣子可能會使身體很快就會感到疲累,所以在糖的種類或濃度的選擇上都需要做充分的考量。

大多數市售的運動飲料都有考慮到這樣的情況,在飲料中都含有礦物質與糖,所以要注意積極地補充水分,巧妙地運用運動飲料來補給,這樣便會很有效果。

聽說,覺得口渴時就約有2%的脫水。

脂肪增補法

脂肪增補法是新的概念方式。指的是透過攝取數天的高脂肪飲食(例如:脂肪熱量比為50%),提高脂肪轉換成熱量的效率。但在飲食生活上這是無意義的飲食內容,特別是對於日本人而言會是難以持續下去的飲食菜單,所以似乎沒人實踐這樣的飲食方式。

(3)蛋白質的攝取時機

在進行像是肌肉肥大等訓練的初期，或是鍛鍊肌力、進行長時間的耐力型運動，這時就要增加蛋白質的所需量。

骨骼肌量對於運動表現有很大的影響，因此大多運動項目的選手都會致力於增加肌肉量。一般情況下，成人蛋白質攝取量約為 1.0g/kg/ 日最為理想，進行肌力訓練時則增加為 1.7 ～ 1.8g/kg/ 日，進行耐力型運動時增加為 1.2 ～ 1.4g/kg/ 日。另外現在也已經知道，要提升經由攝取蛋白質使肌肉肥大的效果，最重要的就是在運動後要盡速攝取蛋白質。除此之外，若要預防運動中造成的肌肉拉傷，一般認為最好在運動前就要補給蛋白質（胺基酸），先提高血液中的胺基酸含量。

海人：「我明明已經攝取很多蛋白質了，可是肌肉都沒什麼增加耶～」

康子：「你是不是都只注意蛋白質的攝取，但做為主要熱量來源的碳水化合物（醣類）的攝取卻很少？若是不好好吃白飯之類的主食，大多數的蛋白質就會被拿去當成運動的熱量來源喔。首要之務，就是必須要吃足夠分量的主食才可以喔。」

有時候，拚命健身的人會因為使用了營養補給品等等，結果發生過度攝取蛋白質這樣令人擔心的情況。並不是只要攝取愈多的蛋白質對於健身就愈有效果。即使是運動員，在各項營養素上也都必須注意不要攝取過多。

無論什麼都是攝取愈多愈好？

　　舉例來說，各位覺得多攝取抗氧化維生素、多攝取鈣質、鐵質等礦物質對於提升運動的表現有關聯嗎？

　　若進行強度高的身體活動就會增加所需量，所以攝取的量要比平常多，這點很重要，但這指的是攝取量要達到需求量的意思。只靠多攝取並不能夠使運動表現提升，補足不夠的部分會得到好的成效，但這並不代表會有額外的增強效果（參照下面COLUMN）。避免營養素的不足雖然很重要，但也要注意不要過度攝取喔。

COLUMN　運動增補劑（Ergogenic aids）

　　以提升運動能力為目的的營養補給品稱之為運動增補劑（賦活劑）。這些增補劑的目的，大多都是為了增加肌肉量、提升肌肉中的能量儲備性、使肌肉產生能量的速度更有效率等身體方面的能量提升。除此之外，有的增補劑則被預期能夠發揮出生理學方面的作用。不過，目前這些以提升運動能力為目的的營養補給品大多數都還在研究階段，就現況而言，這些營養補給品的效果與長期使用的安全性等都尚未明朗化。

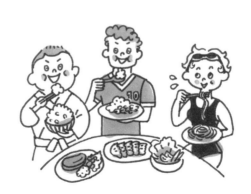

第 **15** 章

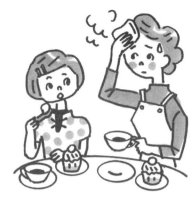

更年期的生理與
飲食生活　　～成年期③

花梨：「哎，媽媽，妳是不是到更年期了？」

康子：「怎麼突然這樣問？」

花梨：「我在想更年期障礙是什麼啊，會變得焦躁不安對不對？」

康子：「因為這時期身體要邁向下一階段，產生了變化。身體會變得無所適
　　　從，出現許多症狀。」

花梨：「年輕人好像也會出現跟更年期障礙一樣的症狀呢。」

康子：「一般來說應該是不會有這些症狀。不過過度減肥之類的話，也許就
　　　會導致體內荷爾蒙失衡，才會出現更年期的症狀。」

15.1　　　更年期的身心

　　更年期指的是什麼樣的時期呢？根據日本婦產科學會的定義，「所
謂的更年期指的是生殖期（性成熟期）與非生殖期（老年期）之間的過
渡期，是卵巢功能開始衰退，直到卵巢功能消失前的時期」。目前，日
本女性的平均停經年齡大約是50歲，而更年期相當於平均停經年齡的
前後5年，約在45 ～ 55歲。而停經，指的是因卵巢功能的衰退或消

失，所引起的永久性月經停止。

(1) 身體的變化

●內分泌系統～雌激素（卵泡荷爾蒙）量的減少

停經期（更年期）的特徵為卵巢功能的衰退所導致的內分泌變化，特別是雌激素分泌的衰退。

女性到了40歲世代後，卵巢功能就會急速衰退，並且伴隨卵巢內卵泡數的減少，循環血液中來自卵巢的雌激素量會逐漸減少。

一旦不再排卵後，由黃體所分泌的黃體固酮也會減少。另外，與卵泡發育有關的濾泡刺激素（follicle stimulating hormone，FSH）的分泌會變得更旺盛，這是身體對於雌激素減少所產生的反應。

●生殖系統～停經

自停經的前1～2年起，大多數的女性的月經週期就會變得不規律。雖然月經差不多都停止了，但連續12個月以上月經未來的狀態才能稱為停經（自然停經）。像這樣出現在更年期時的月經變化，其背景是來自於卵巢功能的衰退（主要為雌激素的分泌減少）。卵巢功能會在50歲前後停止，而受卵巢功能所支配的生殖腺系統也會變得比其他內臟器官更早受到年齡增加的影響。

換言之，隨著雌激素的分泌減少，會引起子宮肌肉、內膜、陰道黏膜等的萎縮，另外在外性器官方面，乳房的乳腺組織萎縮也會使乳房本身縮小。

●代謝～雌激素量的減少所帶來的廣泛影響

表15.1顯示出更年期時全身功能的變化，以及對於老年期的影響。雌激素不僅是對於生殖功能有直接的作用，對於全身的臟器、器官功能也有相當多重要的生理作用。

雌激素分泌的減少，會引起脂質代謝、醣類代謝以及骨骼代謝的變化，還有造成大腦功能的變化。這些變化雖然一開始並不會使自覺性症

表15.1 更年期全身功能的變化，以及對於老年期的影響

臟器、器官	更年期	老年期
腦神經系統	腦血流量減少、反射神經變慢	阿茲海默型失智症、吸入性肺炎
心血管系統	血管壁的強度與彈性下降 末梢微動脈硬化	高血壓、動脈硬化性疾病
呼吸器系統	肺活量FEV1的低下 肺順應性的低下	動脈的血氧分壓降低
內分泌	甲狀腺組織纖維化 **卵巢功能下降** ⟶	甲狀腺低能症 **影響全身功能**
代謝系統	胰島素分泌儲備能力降低 生殖器 泌尿器	糖尿病 肥胖 脂質異常症（舊稱高脂血症）
生殖器	子宮、卵巢、陰道、外陰部的萎縮	性交疼痛、萎縮性陰道炎
泌尿器	尿道黏膜萎縮 尿道括約肌的收縮能力下降	頻尿、尿失禁
骨骼	骨量降低	骨質疏鬆症
皮膚	皮膚萎縮	

粗字體部分與雌激素有重大關聯
（小野一郎、尾林聰、麻生武志，「新女性醫學體系21 更年期、老年期醫學——女性生命階段中更年期、老年期的特性」中山書店，p11，2001年部分修改）

狀出現，但不久之後還是具有引起動脈硬化性疾病、缺血性心臟疾病、骨質疏鬆症、失智症等等發病的危險性。

【脂質代謝】 特別是在脂質代謝中，雌激素具有控制血清脂質的作用，而雌激素分泌的減少，會導致被用來合成雌激素的膽固醇利用量下降，並進一步降低肝臟或末梢組織中的LDL膽固醇的吸收。結果血液中的LDL膽固醇變多，使得血清總膽固醇的數值變高（圖15.1）。

另外，基礎代謝的降低、胰島素敏感性降低所造成的糖尿病耐受不良，還有運動量的減少，也都會容易造成肥胖以及使血液中的中性脂肪上升。

更年期時除脂肪量減少、脂肪組織增加，同時體內的脂質分布亦會

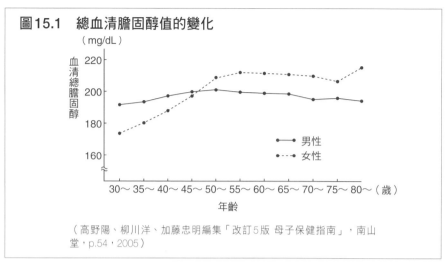

圖15.1 總血清膽固醇值的變化

（高野陽、柳川洋、加藤忠明編集「改訂5版 母子保健指南」，南山堂，p.54，2005）

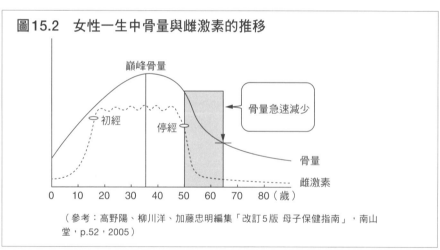

圖15.2 女性一生中骨量與雌激素的推移

（參考：高野陽、柳川洋、加藤忠明編集「改訂5版 母子保健指南」，南山堂，p.52，2005）

改變，可能造成腹腔內脂肪儲蓄型肥胖，並對於醣類與脂質的代謝產生惡性影響。此類型的肥胖不僅會提高所謂的代謝症候群與生活習慣病的發病風險，對於容貌、外型上的改變所帶來的心理影響也不小。

【骨骼代謝】在骨骼代謝中，骨頭會不斷地重複進行重建（骨形成）與破壞（骨吸收），形成骨骼的代謝。人類在生理作用的環境下，會隨著身體的成長而形成骨頭，特別是女性會如圖15.2所示，從初經來潮開始就會加速骨量的增加，在20歲世代～30歲世代時達到巔峰骨

骨質疏鬆症

　　骨質疏鬆症是以骨骼強度（骨質密度：約70%，骨質：約30%）的降低為主要特徵，由於全身骨量減少與骨骼細微構造的變化而使骨骼變得脆弱，是一種容易因外力而發生骨折的全身性疾病。伴隨著骨質疏鬆症而發生的椎體骨折、股骨近端骨折等等，經常都導致患者QOL（quality of life，生活品質）或ADL（activity of daily living）的下降，所以在迎接超高齡社會到來的日本中，骨質疏鬆症的預防被認為是健康管理上的重要課題。

　　骨質疏鬆症的誘因有年齡增加、雌激素分泌減少、伴隨停經所產生的生理上的骨量減少，再加上遺傳、飲食生活、抽菸、酒精中毒以及日常生活中的身體活動量等等的生活習慣，這些都是導致骨質疏鬆症的危險因子。

　　在營養因子方面，除了鈣質、維生素D、蛋白質等營養素的不足之外，還有過度攝取磷、偏食、因節食等所造成的體重過輕等，這些都是問題所在。或是因運動量不足或長期住院等原因，使得身體動得愈來愈少，也是造成骨質疏鬆症的危險因子之一。另外，像是甲狀腺功能亢進症的患者，或是長期使用糖皮質激素或含鋁制酸劑等藥品等情況，也必須要考慮骨質疏鬆症的發生。

　　關於從飲食中攝取的鈣質，也需要考慮到身體可用率（bioavailability）。存在於飲食中的磷（特別是食品添加物中的磷酸）、植酸、草酸、膳食纖維等等的大量攝取會抑制鈣質的吸收；而另一方面，維生素D、乳糖、離胺酸與精胺酸等的胺基酸，則能夠促進腸道吸收鈣質。在每天的飲食生活中，除了不要吃太多會抑制鈣質吸收的相關食品，在攝取足夠鈣質的同時，攝取均衡的熱量與營養素等也很重要。

　　另外，在進入更年期之後，女性身體活動會減少，容易過著較靜態的生活。因此，使日常的身體活動更活躍、增加與維持肌肉量、養成習慣做一些能夠給予骨頭刺激的運動（步行也有效果）等相當重要。

　　預防骨質疏鬆症最重要的一點，就是要在年輕時儘量先將顛峰骨量提高，其次是盡可能抑制因年齡增加與停經所引起的骨量降低。另外，如何預防高齡期時的骨折，或是在日常生活中注意不要跌倒，這些也都是預防的重點。

量。之後，女性從更年期時會出現骨量慢慢減少的情況，而隨著停經後骨量急速地減少，骨量的減少與雌激素分泌的減少會出現平行的推移。這是因為對於骨破壞（骨吸收）有抑制作用的雌激素分泌量減少，使得骨破壞（骨吸收）變得旺盛，導致骨形成與骨破壞（骨吸收）失去平衡。

因此，由於女性會隨著停經後雌激素的分泌減少，及因年齡增加造成的骨量減少，所以停經之後經常會導致骨質疏鬆症（參考pick up）。而在這之中，體型纖瘦、肌肉量少、較早停經、家族中有骨質疏鬆症患者的人，被認為減少的骨質會比較多。在骨質的減少相當顯著的這個時期，如飲食生活、生活型態等生活習慣的改善極為重要。

(2) 心理上、精神上的變化～家庭與社會環境的變化

更年期這個時期，是歷經停經的重大事件，迎向新階段生活的高齡期轉折點。但更年期時不只身體會產生變化，亦會經常伴隨著圍繞在女性身旁的家庭、社會環境的變化，如孩子的獨立、脫離育兒生活、本人或配偶的職場環境變化等等。而這些心理方面、社會方面的變化也都被認為與更年期時出現的各個症狀有深厚的關聯。

另外，特別是在這個時期，更年期時的各種症狀有時對於QOL或營養狀況會有重大的影響，因此運用更年期症狀評估法（表15.2）等來進行更年期障礙的評估非常重要。

康子：「這個時期的生活方式與為了健康所做的努力，對於之後要迎接的高
齡期的健康與QOL會有重大的影響。為了能重新評估與改善整體的

小知識●〔男性的骨量〕 一般而言，男性的骨量會比女性的骨量多，骨量的減少情況比較不劇烈。但到了高齡期之後會因年齡增加而使骨量減少。

生活環境，預防生活習慣病的發生，並過著更豐富有品質且高度健康的高齡期，在更年期之前就要先養成良好的生活習慣。」

爺爺、奶奶：「就是啊。」

表15.2　日本女性更年期症狀評估表

症狀		症狀的程度		
		強	弱	無
熱感	1.　臉部發熱			
	2.　上半身發熱			
	3.　上火			
	4.　容易出汗			
失眠	5.　晚上不易入睡			
	6.　晚上睡著後容易醒來			
神經緊張、鬱悶	7.　經常容易興奮、感到煩躁			
	8.　總是感到不安			
	9.　神經緊繃			
	10.　經常愁眉不展、變得抑鬱			
倦怠感	11.　容易疲累			
	12.　眼睛疲勞			
記憶力障礙	13.　不容易記住事情，常常遺落東西			
胸部症狀	14.　心跳加快			
	15.　胸悶、有束縛感			
疼痛症狀	16.　覺得頭重、頭痛			
	17.　肩頸痠痛			
	18.　腰背痠痛			
	19.　手腳關節疼痛			
知覺異常	20.　腰部、手腳發冷			
	21.　手（指）麻腳（趾）麻			
	22.　最近對於聲音很敏感			

（日本婦產科學會生殖、內分泌委員會「日本人用更年期、老年期積分的確立與 HRT 副作用調查小委員會報告——日本女性更年期症狀評估表的製成」日產婦誌53（5），p.884，2001）

15.2　更年期飲食生活、生活習慣的改善

更年期的飲食攝取基準為本書最後面的附表2所示。

更年期時，在謀求維持健康與提升QOL這方面，最重要的就是要針對每個人不同的生活習慣，特別是飲食習慣來改善，還要改善日常的身體活動量。這時候應該要考量的事項如以下所示：

- 更年期依每個人狀況的不同，身體方面的狀況、營養狀態會有千百種，而更年期會出現的各種症狀也很複雜多樣。
- 要考慮有沒有出現更年期過後容易罹患的疾病病徵，如骨質疏鬆症、肥胖、高血壓、脂質異常症（舊稱高脂血症）、糖尿病等，以及這些疾病的病況。
- 必須因應每個人的各種症狀、病徵，具體改善飲食生活與生活習慣。

考慮到更年期過後容易罹患的疾病的預防，在食品的選擇上有幾點要注意。如：要充分攝取容易不足的鈣質、選擇脂肪含量少的食品（使用脫脂乳或低脂乳代替牛奶，肉類要選擇脂肪較少的紅肉部位等）、料理食物時要花點心思，並儘量控制脂肪的攝取等等。另外，努力減鹽也很重要。

發生在更年期時的各種身體變化、生理方面變化，其表現出來的方式會因人的不同而有巨大的差異，因此重要的是每個人要更加關心自己的身體，並且培養在健康管理上的自我管理能力。

養成定期運動的習慣是一件很棒的事呢！

更年期障礙

　　40歲～50歲世代的更年期女性，在生理方面會面臨卵巢功能的降低與停經，此外種種生活環境中的壓力也會變得更多，會出現各式各樣的莫名不適感。這些症狀一般稱為更年期障礙，或是稱為更年期症狀、更年期症候群。

　　在日本，更年期障礙被定義為「出現於更年期的各式各樣的症候群，症候群的主要症狀是以非對應到組織結構變化的自律性神經失調症為主的莫名不適。」（日本婦產科學會），不過這並沒有明確的定義。因雌激素分泌減少，而產生的血管運動神經症狀與其引起的症狀（hot flush：發熱、上火，盜汗、心悸），為狹義的更年期障礙；包含心因性等其他因素在內的症狀則為廣義的更年期障礙，而一般指的都是廣義上的更年期障礙。

　　與雌激素分泌減少有明顯關聯的症狀，例如以發熱、上火等的所謂的hot flush（熱潮紅）或盜汗為主的血管運動神經症狀、睡眠障礙、泌尿生殖器萎縮症狀。根據WHO，更年期時會出現的心因性關聯病徵為焦慮性疾患（神經症狀，不安、焦慮、心悸、盜汗、頭暈目眩、入眠障礙等）、情緒性疾患（憂鬱症，抑鬱、食慾不振、睡眠障礙、易疲勞感等）、身體型疾患（被稱為自律神經失調症並感到莫名不適等）等。

　　有時候，某些更年期障礙的症狀會一直持續到高齡期。而在這些症狀之中，有些症狀可能會是其他疾病的起因，因此詳細的檢查與診斷非常重要。

　　最近，荷爾蒙補充療法也被運用在更年期障礙的治療，目的是為了要減輕更年期障礙，以及謀求生活品質的維持與提升。

　　另外，男性也與女性一樣會有更年期。男性在性成熟期時也一樣會分泌大量的性荷爾蒙，而男性荷爾蒙──睪固酮則會隨著年紀的增加而減少分泌。不過，比起女性雌激素的快速減少，睪固酮的減少較沒那麼劇烈。男性更年期的症狀有性功能降低（性慾減少等），有時候也會出現精神官能症狀等。

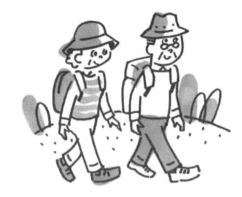

第**16**章

高齡期的生理與飲食生活

祖父：「再來好像要輪到我們倆上場了呢。」

祖母：「年輕人都不懂老人家的苦楚。」

祖父：「雖然身體上變得更吃力了，但我們的精力還是不輸人。」

祖母：「但往後年紀還是會慢慢增加。」

祖父：「沒問題啦！每天早上都去散步，再注意一下飲食，我們還是可以活得很久啊。」

16.1　高齡期的身體特性與社會的特性

(1) 何謂高齡期？

　　所謂的高齡期，依慣例區分指的是65歲以上的高齡者，而65 ～ 74歲為前期高齡者，75歲以上為後期高齡者。根據WHO的定義，是將60 ～ 74歲的高齡者稱為前期高齡者（young old），75 ～ 84歲的高齡者為後期高齡者（old old），85歲以上則為超高齡者（very old）。

　　高齡期時隨著年齡的增長，會出現各個臟器的萎縮，及伴隨臟器萎縮所帶來的功能降低，以及身體內的代謝異常等。

(2) 內臟的衰老變化

●身體會變小？　～組織重量與身體構成的變化（圖16.1）

隨著年齡的增長，組織的實質細胞數量會減少，並出現組織萎縮的情況，結果導致組織的重量減輕。因此，才會引起大多數人身高、體重的減少。

身體構成變化的特徵為細胞內液量減少以及體脂肪量的比例增加。另一方面，細胞外液量並不被認為會因年齡的增加而產生變化。

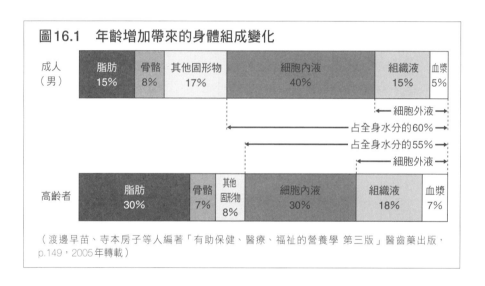

圖16.1　年齡增加帶來的身體組成變化

（渡邊早苗、寺本房子等人編著「有助保健、醫療、福祉的營養學 第三版」醫齒藥出版，p.149，2005 年轉載）

●咀嚼變得困難　～口腔

隨年齡增加造成的唾液分泌量減少、牙齒脫落，這些會引起咀嚼能力與吞嚥能力的下降（p.222）。另外，口腔黏膜的萎縮等會使味覺變得遲鈍（p.219），特別是對於鹹味、甜味的識別能力會明顯下降。

●消化功能變差　～消化器官

澱粉酶、脂肪酶、胃蛋白酶、胰蛋白酶等消化酵素變少（由於消化液的分泌減少），使得消化功能變差。另外由於大腸的蠕動功能變差等，也變得容易便祕。

●活動身體變得更辛苦，眼睛看不清，耳朵聽不清　～循環系統、呼吸系統、腦神經系統

對於負荷的心臟功能儲備能力變差、直立性低血壓、老年肺、腦神經細胞的減少、萎縮等等症狀都會出現。另外，也容易產生老花眼（遠近調節功能下降）、老年性白內障（水晶體混濁）、老年性聽損（高音域的聽覺變差）等。

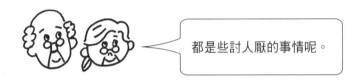

都是些討人厭的事情呢。

●變得容易跌倒、容易骨折　～肌肉、骨骼、運動功能

肌力會隨著骨骼肌重量的減少而變差。另外，高齡期的男性女性皆有因骨量減少所導致的骨質疏鬆症的高發病風險（p.226），又以女性特別顯著。而且在肌力變差、體力下降等的同時也會提高骨折的風險，也經常會觀察到骨關節炎的發生。這些原因都會引起高齡者ADL、QOL的下降。

●其他

腎功能變差等。

(3)代謝的衰老變化

熱量代謝（基礎代謝率下降等）、蛋白質代謝、脂質代謝、醣類代謝（葡萄糖耐受異常、輕微糖尿病等）、水與電解質代謝（容易引起水腫或脫水）、骨骼代謝（骨量減少、骨質疏鬆症以及骨質疏鬆症造成的骨折等）等等，也都被認為會依年齡增加而變化。

(4)高齡期的社會特性

在社會方面的特性，例如高齡者家庭增加、獨居老人增加、需看護

的老人增加等等。

　　與高齡者的營養失調有關聯的各個因子如表 16.1 所示，不僅有身體方面的因素，社會、心理方面的要素、社會經濟的因素也都要列入考量。因此，對於心靈變化的照護也變得更重要。

表16.1　與高齡者的營養失調有關聯的各個因子

身體方面的因素	社會、心理方面的要素	社會經濟的因素
生活活動量減少 咀嚼能力變差 食慾不振 吞嚥困難 便祕 四肢無力 慢性病 味覺、嗅覺遲鈍 （主要是鹹味、甜味） 吸收功能、代謝功能降低 運動不足等等	抑鬱 孤獨 與家人生離死別 社會疏離感 喪失生存意義、希望 失去興趣 不再關心飲食、作菜 食慾不振 精神疾病 溝通障礙等等	經濟上的貧困 食物調理和儲藏設備不夠完善 欠缺購物及做菜的能力、營養知識 缺乏交通工具等等

（營養學手冊編輯委員會編著「營養學手冊」技報堂出版，1996）

16.2　高齡期的飲食生活

(1) 高齡期飲食生活的特徵

　　每個人在身體方面隨年齡增加造成的變化（老化）程度、圍繞在個人周圍的飲食環境、社會環境，與其他人都有著極大的差異。

　　而且，雖每位高齡者在程度上會有所差別，但是咀嚼障礙（牙齒脫落或假牙不佳等原因）、吞嚥障礙（將嚼碎的食物送往食道、將食物嚥下的能力變差會造成異物進入氣管。有時會出現腦血管疾病的後遺症）以及活動量的減少、ADL 變差等等導致食慾下降，這些都關係到飲食攝取量的減少。

　　另外，口渴中樞功能的下降會導致減少攝取水分。即使高齡者未表

示喉嚨乾渴，定時攝取水分對於高齡者而言還是很重要。不過，水分攝取過多有可能會造成水腫，因此需要注意飲水量。

(2)高齡者在飲食方面的注意事項

列舉出下列事項：

●伴隨年齡增加的營養不良（參照p.221 pick up）

要針對高齡者的飲食嗜好與食物的料理形式來思考，如果咀嚼困難是營養不良的主要原因時，那就需要花點心力將食物煮軟（軟食）。準備讓人想吃的菜肴、方便入口的菜肴，並提供方便食用的餐具食器對高齡者而言也都很重要。

●QOL的提升

為了能夠享受食物帶來的生存樂趣，自己動口吃東西是一件重要的事。

●日常生活動作的支援

●吞嚥障礙的支援（p.222）

需要在飲食方面多花點心力，如避免食物不慎進入氣管的食物形態、方便飲食的姿勢、飲食輔助等等。特別是塊狀食物不易嚼碎會造成食物不慎進入氣管，所以並不適合準備塊狀食物（要準備軟食，所謂的軟質食物）。

●水分補給

定期的水分補給很重要。但如果是吞嚥障礙者的情況時，為了避免喝水時嗆到，可將飲水勾芡後再提供給他們，這對於吞嚥障礙者來說非常重要。

●預防併發症

預防因營養狀態不良引起併發症是一件重要的事情，要確保高齡者有充足的營養量。

營養不良

　　多數的高齡者很有可能會因各種原因造成營養攝取量不足，結果變成因長期蛋白質或熱量不足所引起的PEM（protein energy malnutrition，蛋白質熱量營養不良）。PEM的判定指標是使用血清白蛋白值（3.5g/dL）與體重減少率（5%以上／年）等數值。希望各位都能在預防營養不良的飲食生活注意項目（參照下表）上多用點心思，以求延長健康的壽命。

　　以下為「預防營養不良的飲食生活指南」（表）。

表　預防營養不良的飲食生活指南

- 維持三餐的營養均衡，絕對要避免不吃東西
- 充分攝取動物性蛋白質
- 肉類與魚類的攝取比例維持在1：1左右
- 攝取各式各樣的肉類，注意不要偏食某種肉類
- 每天都要喝200ml以上的牛奶
- 每天都要吃黃綠色蔬菜、根莖類作物等種類豐富的蔬菜。蔬菜要加熱，並確保攝取量
- 沒有食慾的時候特別要先吃配菜，留下白飯
- 熟悉食材的料理方式、保存方法
- 選用充足的醋、香辛料、香氣濃郁的蔬菜
- 靈活運用調味料，讓菜肴更美味可口
- 加入和風、中式、西式料理等各式各樣的飲食
- 創造豐富的聚餐機會
- 為了維持咀嚼能力，要定期接受假牙檢查
- 積極獲取健康資訊

（雄谷修等「日本公眾衛生雜誌46」，1996）

吞嚥障礙

　　所謂的吞嚥，是指經由咀嚼將牙齒所咬碎的食物吞下。但是高齡者因唾液分泌量的減少與食道狹窄等因素，造成了吞嚥能力的降低。而吞嚥障礙則很有可能會導致飲料食物或者口腔、喉頭的分泌物不小心進到氣管或是肺部（異物進入氣管）。因異物進入氣管所導致的吸入性肺炎經常會惡化，而為了不讓QOL下降過於劇烈，因此預防異物進入氣管是件重要的事。

　　有吞嚥障礙時的料理方式如（表）所示，必須在料理方面花點心思與精力。

表　有吞嚥障礙時的料理方式

1. 食物性質要一致
   （避免如味噌湯等混合了液體與固體的湯物）
2. 糊狀食物
   （例如卡士達醬、市售的嬰兒副食品）
3. 食物表面要光滑，不易附著於口腔內
   （海苔容易黏在口腔。吐司、蛋糕等容易吸收唾液的食物也要注意）
4. 要有適當的黏性，讓食物不易在口腔內散開
   （白肉魚、蔬菜、水果等含有明膠的食材。塊狀食物則較不適合）
5. 減少食物的硬度，有凝聚性、適當黏度的食物
   （例如布丁、芭芭露亞（Bavarois））
6. 避免有彈性的食物
   （麻糬、蒟蒻、魚板等食材有窒息的風險）
7. 甜味、辣味等調味要足夠
   （誘發反射性吞嚥，但味道太濃郁、太酸的食物會使人嗆到）
8. 要吃較熱的食物或較冷的食物
   （誘發反射性吞嚥，但溫度要在60度以下）
9. 有重量的食物比較好
   （地瓜泥、蔬菜泥）
10. 重視飲食對象的飲食經歷或飲食嗜好

（細谷憲政、松田朗監修，口服營養法——營養食品的利用，「今後的高齡者營養管理服務　營養照護與管理」，第一出版，1998）

上了年紀之後，不僅咀嚼能力變得不好，吞嚥食物也會變得困難呢……

COLUMN　關 於 味 覺

　　伴隨年齡增加所出現的生理現象，會使味蕾的味覺細胞數量減少等，造成高齡期的味覺變得遲鈍（圖）。特別是鹹味、苦味、甜味的臨界值上升。因此，為了讓高齡者能夠喜歡上濃郁的口味，特別要留意不要過度攝取鹽分，料理時要利用高湯，調味的層次要分明等等，必須在這些地方花些心思與精力。

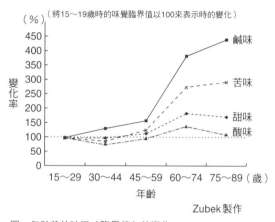

圖　年齡差的味覺（臨界值）的變化

祖母：「花梨啊，這樣妳都清楚了嗎？」

花梨：「怎麼覺得好像在學校上課一樣……」

康子：「花梨總有一天也一樣會變老，所以趁著現在鍛鍊身體是很重要的唷！」

16.3　高齡期的營養支援

(1)以團隊醫療來應對

　　實施高齡的營養支援時，需要採取多方面的應對策略。以醫師、護理師、營養師、物理治療師、職能治療師、專業護理人員、心理輔導員等等所組成的「團隊醫療」，其重要性再度受到關注。

(2)因應個人的支援

身體方面的特性（衰老變化）以及社會經濟上、精神心理方面的症狀等會因個體不同而有極大的差異，這都是老年期的特徵。

高齡期主要罹患的疾病為表16.2所列舉出的各式各樣疾病，而且高齡期時並非只會罹患單一疾病，罹患多重疾病是多數高齡者的特徵。因此，要求對應到各種疾病的並非是統一不變的營養支援，而是能確實評估並且判斷各個高齡者的營養狀態，替營養支援對象製作並實施一份最適合的營養支援方針。

表16.2　高齡期容易罹患的疾病

- PEM（protein energy malnutrition，蛋白質熱量營養不良）
- 老年症候群（異物進入氣管、跌倒、尿失禁、褥瘡等）
- 阿茲海默症
- 失智症
- 白內障、視網膜病變
- 骨質疏鬆症與骨鬆骨折（主要為脊椎壓迫性骨折、股骨骨折等）
- 骨關節炎、關節炎
- 脫水等

Pick up 日常生活活動功能（ADL）評估

高齡期的健康維持與生活環境的因素、生活形態有很深的關聯，評估此項目有很大的重要性。在ADL的評估中，有與日常生活相關的動作等的基本ADL評估（巴氏量表Barthel Index等），以及獨立自主的社會生活所需的活動方式的ADL評估（老研式活動能力指標）。

COLUMN　長壽的人

　　由東京都老人綜合研究所歸納的，獨立自主高齡者的長壽條件「健康活力的長壽10項目（表）」來看，長壽的祕訣除了均衡營養的管理與體力的維持外，健康的心靈（主觀上覺得自己很健康，在社會參與上也很活躍）也是個很重要的因素。

　　在少子化與高齡化社會逐漸成形的社會中，高齡者該如何健康地過每一天，並如何提升QOL，都是極為重要的社會課題（延長健康的壽命）。因此最基本也最重要就是「吃」這件事情吧！想要活得健康，而且過著心靈豐足的每一天，關鍵的核心就是「每日三餐的飲食」以及「吃」這件事。用嘴巴來品嘗美味的食物，這對於高齡者而言，是關係著生命品質的重要因素。

表　健康活力的長壽10項目

- ・維持高血清白蛋白值
- ・血清總膽固醇值要適中
- ・健康的雙腳
- ・主觀上認為自己是健康的
- ・良好的短期記憶力
- ・肥胖的人不要過胖
- ・不抽菸
- ・不過度飲酒
- ・血壓要適中
- ・社會參與要活躍

（東京都老人綜合研究所「目標是成功老化」，2000）

16.4　避免骨質疏鬆症造成的骨折風險

　　骨質疏鬆症被定位為生活習慣病之一，想預防骨質疏鬆症，生活習慣病的改善（特別是飲食生活與日常活動量）會是一項重要的課題。

　　在骨量大量減少的高齡期，骨折的風險會特別增加，所以預防跌倒相當重要。因此要盡可能排除日常生活中的跌倒危險因子（內在因素，如虛弱、慢性病、視力衰退、服用藥物、平衡功能失調、下肢肌肉減少、身體活動量少等；外在因素，如室內高低落差、地板光滑、鞋襪、電器用品的電線、地毯、照明不良等），格外注意不要跌倒對高齡者而言非常重要。

　　另外，要儘量抑制骨量的減少，還有在預防跌倒這方面上，控制肌肉量的減少及維持肌力均很重要。關於這一點，就看護預防這方面而言，落實高齡期的適度肌肉訓練可說是一件極為重要的事。

　　要努力強化骨骼與保護骨骼的健康，重要的就是要維持每天三餐的飲食、攝取均衡的營養以及積極活動身體。透過這些事項的落實，就可期待生活的改善、QOL的維持與提升以及健康壽命的延長。

打造一個無論男女老少都健康又有活力的社會，這應該是每個人所希望的課題吧。
每個人都要學習自我的健康管理能力，重新認識能夠健康長壽的生活習慣，此外，及早積極推動有助這些行動的支援，都是極為重要的事。

何謂 Locomotive Syndrome （運動障礙症候群）？

指的是由於運動器官（使身體能夠自由活動，由骨頭、關節、肌肉、軟骨、椎間盤與神經所構成的器官稱為運動器官）的衰退導致行動能力下降，成為已需要看護或是將來需要看護的高危險狀態。日本整形外科學會預見日本將會漸漸走向超高齡社會，於2007年時提倡了 Locomotive Syndrome 的概念。無論何時都靠自己的雙腿行走、過著自食其力的生活、提升與維持QOL這方面上，預防運動障礙症候群的發生與延長健康的壽命是最關鍵的重點。

健康日本21（第二次）的具體目標「（3）高齡者的健康」項目中，指出國民體認到運動障礙症候群的比例增加（p.232）。

關於肌少症與老年衰弱症

兩者的意思指的都是隨著年齡增加的功能衰退，而肌少症指的也是「老化導致肌肉減少」的狀態。主要由於年齡增加導致肌肉量減少的肌力下降、平衡障礙、步行障礙等等，肌少症是造成這些身體機能下降的原因。

老年衰弱症是由英語的frailty（衰弱）所創造出的新用語，指虛弱的高齡者，為2014年6月時日本老年醫學會的聲明中所提倡。在高齡者轉變成需要看護的過程中，多處於容易引起非預期的衰弱、肌力下降、活動性降低、認知功能下降等健康障礙的脆弱狀態，日本老年醫學會倡導主張這些狀態是「老年衰弱症」。一般而言，多數人認為高齡者的虛弱狀態是隨著年齡增加而變成不可逆的衰老。但老年衰弱症的概念中則包含了透過適當的介入，使身體狀態再次回歸健全狀態的這一項可逆因素。盡早發現高齡者陷入老年衰弱症的情況，並適當地介入，就能夠期待生活機能的維持與提升。

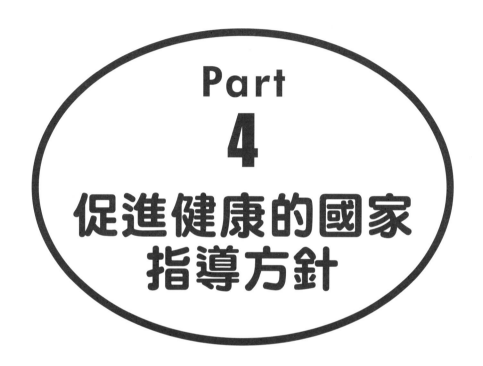

Part
4
促進健康的國家指導方針

在Part4中，將介紹健康增進對策的相關方針。

A. 健康增進對策的具體化

日本厚生勞動省（前身為厚生省）自1985年以來，提出了各式各樣關於飲食生活的健康促進方針（表A）。在1988年發表的「Active 80 Health Plan」中，是透過早期發現、早期治療疾病來增進健康與預防疾病，並以此為目標推行積極性的政策。80歲人生的時代已來臨，這項政策將如何有意義地度過80年人生，以提升生活品質，列入思考範圍中。後來，2000年時開始推動「健康日本21」，做為21世紀國民健康促進運動。現今，為了推動綜合性的國民健康促進運動，則推行「21世紀的第二次國民健康促進運動（健康日本21（第二次））」（參照p.183與下表項目）。

表A　打造健康的方針

年度	政策、方針	內容
1978年	「國民健康促進運動」開始	・早期發現、早期治療疾病
1985年	「健康促進的飲食生活方針」	
1988年	「Active 80 Health Plan」（國民健康促進運動　第二次對策）	・第二次對策中，以健康增進與疾病預防為目標。健康增進的基本列舉了營養、運動、休養三要素
1990年	「依對象特性的促進健康的飲食生活方針」	
2000年	「健康日本21」	・為了推動一生的健康促進，以重視疾病的初級預防、健康壽命的延伸、生活品質的提升為目標。 ・計畫實施預計要在2000年起的10年間達成目標（延長2年）
2000年	新「飲食生活方針」	
2013年	「健康日本21（第二次）」	・計畫實施預計要在2013年～2022年的10年間達成目標

B. 健康日本21（第二次）

　　為了綜合性推動國民的健康增進，「健康日本21」（2000年～2012年）提出具體改善目標，目標對象為1.營養及飲食、2.身體活動及運動、3.休養及健康心靈的促進、4.菸品、5.酒精、6.牙齒健康、7.糖尿病、8.心血管疾病、9.癌症，以上這9個領域。

　　現在推行的「健康日本21（第二次）」於2012年7月10日全面修改後公布，目標希望10年後的日本能成為「一個充滿活力的社會，全體國民都能夠互相支持，過著健全又心靈富裕的生活」。

　　「健康日本21（第二次）」中提出「健康壽命的延伸」與「健康差距的縮小」做為整體性的目標。而做為具體性的目標，首先提出「預防主要生活習慣病的發病與惡化」（①癌症、②心血管疾病、③糖尿病、④COPD）、「維持與提升必要的機能以參與社會生活」（①心理健康、②下一代的健康、③高齡者的健康），以及「營造一個維持、守護健康的社會環境」。而做為實現以上目標所需的更具體性指標，則針對「改善生活習慣以及社會環境」提出了①營養及飲食、②身體活動、運動、③休養、④飲酒、⑤抽菸、⑥牙齒、口腔的健康。

　　這裡列出的具體性目標（表B）在這10年間並未充分達成，情況反而還更加惡化。附隨這些情況的惡化，都成為了健康日本21（第二次）的新宗旨，是亟待解決的課題。另外，目標設定所用的現況掌握主要是以2010年度的結果為根據，來設定至2022年度應該達成的目標值。在營養、飲食生活上的項目，像以「幾乎每天都有兩餐以上的餐點並有搭配主食、主菜、副菜的人數比例」的增加為目標等等的理想行動，為了讓國民能清楚了解，特別當作目標來標示。

表B　「健康日本21（第二次）」目標等相關（摘錄）

項目			現狀（H22）	目標（H34）	附註
實現健康壽命延伸與健康差距縮小的相關目標					
①健康壽命的延伸（日常生活中無期限的平均壽命的延伸）		男性	70.42年	超越平均壽命增加程度的健康壽命增加	厚生勞動科學研究費補助金「健康壽命的未來預測與生活習慣病對策的費用與效果的相關研究」*1
		女性	73.62年		
②健康差距的縮小（日常生活中無期限的都道府縣平均健康差距的縮小）		男性	2.79年	縮小都道府縣的差距	
		女性	2.95年		
關於參與社會生活的必要機能的維持與提升目標					
（2）下一代的健康	①擁有健康的生活習慣（營養、飲食生活、運動）的小孩比例增加	A.有注意每天一定要吃早、中、晚餐這件事，而且也有做到的孩童比例增加（小五生）	89.4%	接近100%	（獨）日本運動振興中心「學童的飲食生活等實態調查」
		B.養成運動習慣的孩童比例增加（參考值：每週三次以上，小五生） 男生	61.5%	有增加的傾向	文部科學省「全國體力/運動能力、運動習慣等調查」
		女生	35.9%		
（3）高齡者的健康	③認識Locomotive syndrome（運動障礙症候群）的國民比例增加		17.3%（H24年）	80.0%	日本整形外科學會的網路調查*2
	④營養不良傾向（BMI20以下）的高齡者比例不再增加		17.4%	22.0%	日本厚生勞動省「國民健康營養調查」

＊1　根據國民生活基礎調查來計算。

＊2　在網路調查中，回答「知道，也很清楚那是什麼」、「知道，大概清楚那是什麼」、「知道，但不太懂那是什麼」或「有聽過，但不懂那是什麼」的人數比例。

項目			現狀（H22）	目標（H34）	附註
營養及飲食生活、身體活動及運動、休養、飲酒、抽菸、牙齒及口腔的健康等相關生活習慣，以及社會環境整頓，綜合以上的相關目標					
（1）營養、飲食生活	① 維持適當體重的人增加（肥胖BMI25以上與過瘦BMI18.5以下的人數減少）	20～60歲世代男性肥胖者的比例	31.2%	28.0%	日本厚生勞動省「國民健康營養調查」
		40～60歲世代女性肥胖者的比例	22.2%	19.0%	
		20歲世代女性過瘦者的比例	29.0%	20.0%	
	② 吃飯時有維持適當的質與量的人數增加	A.幾乎每一天都有兩餐以上的餐點且有搭配主食、主菜、配菜的人數比例	68.1%（H23）	80.0%	內閣府「關於飲食教育的現況與意識的調查」
		B.食鹽攝取量減少	10.6g	8g	日本厚生勞動省「國民健康營養調查」
		C.蔬果攝取量增加　蔬菜攝取量的平均	282g	350g	
		水果攝取量未滿100g的人數比例	61.4%	30.0%	
	③ 一同用餐的比例增加（獨自吃飯的孩童比例減少）	早餐　小學生	15.3%	有減少的傾向	（獨）日本運動振興中心「學童的飲食生活等實態調查」
		早餐　國中生	33.7%		
		晚餐　小學生	2.2%		
		晚餐　國中生	6.0%		
（2）身體活動、運動	① 日常生活中的步數增加	20～64歲　男性	7,841步	9,000步	日本厚生勞動省「國民健康營養調查」
		20～64歲　女性	6,883步	8,500步	
		65歲以上　男性	5,628步	7,000步	
		65歲以上　女性	4,584步	6,000步	
	② 有運動習慣者的比例增加	20～64歲　男性	26.3%	36%	日本厚生勞動省「國民健康營養調查」
		20～64歲　女性	22.9%	33%	
		65歲以上　男性	47.6%	58%	
		65歲以上　女性	37.6%	48%	
（3）休養	① 未經睡眠得到充分休養者的比例減少		18.4%（H21）	15%	日本厚生勞動省「國民健康營養調查」（20歲以上）
	② 一週勞動工時超過60小時以上的受雇者比例減少		9.3%（H23）	5.0%（H32）	總務省「勞動力調查」

（由健康日本21（第二次）、日本厚生勞動省、與健康日本21（第二次）的推行相關資料製作而成）

C. 飲食生活方針

　　配合「健康日本21」的實現，2000年時由舊文部省、厚生省、農林水產省三省聯合決定新的「飲食生活方針」（表C）。同時，也確定表現出新飲食生活方針整體形象的視覺設計（p.20 圖1.3）。飲食生活方針是將有科學根據的訊息或口號提供給一般民眾，並促進健康的飲食習慣的體現，也是現在推行「健康日本21（第二次）」時所活用的方針。

　　另外，取得世界各國共識的飲食生活方針內容為：

　　①從營養學的角度出發，由各種食品（食物）中攝取適當的飲食。

　　②減少脂肪的攝取量，特別是飽和脂肪酸。

　　③要維持健康的體重，就要調整熱量攝取量與身體活動程度。

　　④增加複合碳水化合物、膳食纖維的攝取量。亦即增加穀類、蔬菜、水果的攝取量。

　　⑤減少食鹽攝取量。

　　⑥若有飲酒則要控制飲酒量

　　根據這些內容，並考慮日本的飲食習慣特徵製作成飲食生活方針。

　　目前為止所公布的「促進健康的飲食生活方針」（表D）、「依對象特性的促進健康的飲食生活方針」（表E），也都記載了許多有助於飲食習慣的重新檢視與改善的項目，所以請各位多加活用這些資料。另外，也有「促進健康的休養方針」（表F）。

表C 「飲食生活方針」

享受飲食吧
- 品嘗對於身心都健康的飲食。
- 用每天的飲食來延長健康的壽命。
- 珍惜和家人團聚、與他人的交流，並且參與做菜過程。

從一天的飲食規律來建立健全的生活步調
- 用早餐來開啟活力滿滿的一天。
- 改掉吃太多消夜或零食的習慣。
- 飲酒不要喝過頭。

以主食、主菜、副菜為基本，攝取均衡的飲食
- 來搭配組合多樣化的食品吧。
- 作菜的方式要多變化。
- 將親手做的食物與外食、加工食品、調理食品巧妙地搭配組合。

白飯等穀類要充分攝取
- 每天都要吃到穀類，並從碳水化合物中適當地攝取熱量。
- 利用適合日本氣候、水土的白米等穀類來做菜。

搭配蔬菜、水果、牛奶、乳製品、豆類、魚類等
- 食用大量的蔬菜，每天都要吃水果，攝取維生素、礦物質、膳食纖維。
- 利用牛奶、乳製品、黃綠色蔬菜、豆類、小魚等等來攝取充足的鈣質。

克制食鹽與脂肪的攝取
- 要克制吃太鹹的食品，每天的食鹽攝取量要在10g以下。
- 停止攝取過多的脂肪，均衡攝取來自動物、植物與魚類的油脂。
- 購買外食或食品時，要養成查看營養成分的習慣。

要知道自己的正常體重，攝取與每天活動相當程度的飲食量
- 如果感覺變胖了，就要去量體重。
- 平時就要有所自覺，讓身體動起來吧。
- 健康就是美，停止不合理的飲食減量。
- 要細嚼慢嚥。

活用飲食文化與當地產物，偶爾嘗試新菜餚
- 使用當地產物與當季食材的同時，一邊吃著對應到各時節的食物，一邊享受來自大自然的恩惠與四季的變化。
- 珍惜飲食文化，並將飲食文化活用在每天的飲食生活中。
- 學習食材的相關知識或烹飪技巧。
- 偶爾也來做做新料理吧。

有技巧地做菜與保存食材，減少食物的浪費與丟棄
- 注意不要買太多食材或煮過多的菜餚，注意份量要適當，不要剩下。
- 考慮一下賞味期限或保存期限後再做菜。
- 定時盤點冰箱內或是家中的食材，花點心力設計菜單，把家裡的食材都吃掉。

重新檢視自己的飲食生活吧
- 設定自己的健康目標，養成檢查飲食生活的習慣。
- 和家人朋友一起思考、討論飲食生活。
- 在學校與家庭中學習對於飲食生活的正確認識，以及養成理想的飲食生活習慣。
- 從小就要注重飲食生活。

（2000年（平成12年）3月、舊文部省 厚生省 農林水產省）

表D 「促進健康的飲食生活方針」

1. **從多樣化的食品中攝取均衡的營養**
   - 目標一天要吃30種食品
   - 一餐內要包含主食、主菜與副菜
2. **攝取與日常生活活動相等程度的熱量**
   - 注意不要吃過多，要預防肥胖發生
   - 多動動身體，不要吃到全飽
3. **考慮脂肪的質與量**
   - 不要吃太多脂肪
   - 植物性油的攝取要多於動物性脂肪
4. **不要攝取太多食鹽**
   - 目標一天的攝取量要在10g以下
   - 有技巧地烹飪調味，適度減少鹽分
5. **建立有心靈交流的快樂飲食生活**
   - 讓餐桌成為家人交流的場所
   - 珍惜家的味道、親自下廚的心意

（1985年5月，舊厚生省）

表E 「依對象特性的促進健康的飲食生活方針」

◆預防生活習慣病的飲食生活方針◆

1. **吃各種食物，預防生活習慣病**
   一餐內要包含主食、主菜與副菜，目標一天要吃30種食品
   雖然要吃各種食物，但也別吃過頭了

2. **要維持飲食與運動均衡的日常生活**
   吃飯維持在八分飽就好
   有充足的運動，就能夠開心地吃

3. **利用減鹽來預防高血壓與胃癌**
   避免太鹹的食品，食鹽攝取量每天要在10g以下
   有技巧的烹飪調味，適度減少鹽分

4. **減少脂肪攝取，預防心臟病**
   要控制脂肪與膽固醇的攝取
   動物性脂肪、植物性脂肪、魚油的攝取要均衡

5. **吃生菜、黃綠色蔬菜預防癌症**
   每天的餐桌上都要出現生菜、黃綠色蔬菜

6. **膳食纖維可預防便祕、大腸癌**
   攝取大量的蔬菜、海藻

7. **攝取充足的鈣質，打造強壯的骨骼**
   要預防骨質疏鬆症，從青壯年時期就要開始攝取富含鈣質的牛奶、小魚、海藻

8. **甜食要適量**
   控制糖分，預防肥胖

9. **戒菸、節制飲酒，會更健康長壽**
   戒菸是百益無一害
   即使酒為百藥之長，也一樣要視情況飲酒

◆成長期的飲食生活方針◆

1. **連結孩子與父母情誼的飲食**
   －嬰幼兒期－
   珍惜透過餵奶所培養出的親情
   喝母乳長大的孩子好健康
   完成斷奶，滿周歲
   無論何時都要利用親子健康手冊

2. **奠定飲食習慣的基礎**
   －幼兒期－
   吃飯要有規則，飲食的規律很重要
   什麼都吃的孩子最健康
   讓孩子習慣清淡的口味與和風料理
   要給予足夠的牛奶、乳製品
   記得家人一起吃飯時的愉快，牢記親手製作點心的美好
   也要關心在托嬰中心與幼兒園的飲食
   習慣親子一同出遊

3. **飲食習慣建立完成**
   －學童期－
   每天要規律地吃三餐，飲食要均衡攝取
   要喝牛奶、吃乳製品
   攝取足夠蔬菜與水果的習慣
   養成不偏食、不過食的飲食習慣
   注意點心的種類與份量
   加工食品、速食的正確食用方式與觀念
   全家聚在一起吃頓美味的飯
   思考學校營養午餐設計的用意
   培養外出活動身體的習慣

4. **飲食生活的獨立期**
   －青春期－
   三餐都要均衡飲食

攝取更多牛奶、乳製品
攝取充足的蔬菜水果有益健康
小心不要吃太多、不偏食、不節食
不食用過多的加工食品、速食
注意，消夜的內容物是疾病的源頭
和大家一起開心地吃飯吧
注意適度的運動來促進健康

◆女性（包含身為母親的女性）的飲食生活方針◆

1. 飲食生活是健康與美麗的基本

吃得好、吃得巧，美麗就會從內而外展現
蠻橫的節食是造成貧血的源頭
攝取豐富的蔬菜可預防便祕

2. 給予新生命與媽媽良好的營養

要盡量多吃，一人吃兩人補
要多運動，像是做日常的工作、去購物等
保護胎兒免於菸酒的傷害

3. 帶給下一代聰明的飲食習慣

讓心愛的孩子品嘗到清淡口味的美好
從小就建立自然的生活規律
培養慢慢咀嚼、細細品嘗的習慣

4. 飲食中包含愛與交流

將買來的加工食品再添加上雙手製作的溫暖
大家要努力聚在一起吃早餐
餐桌上以「我要開動了」開頭，大家來說說今天發生的事情

5. 家庭的餐桌就是主婦的方向盤

在餐桌上觀察每個人的臉龐，進行健康管理

營養的均衡在主婦掌控的菜單下安全運行
色香味俱全的飲食安全控管

6. 職業婦女有對的飲食就會精力充沛

身體就是資本，用飲食來投資健康
外食是發現新菜餚的好機會
找到烹飪的樂趣，解除肩上的壓力

7. 用「傳統」與「創新」來開啟新飲食文化

調和「傳統」與「創新」，成為我們家的飲食文化
用新生活的智慧來適應環境的變化
飲食文化就是你我每個人的累積

◆高齡者的飲食生活方針◆

1. 要注意營養不良

體重變輕是營養不良的黃燈

2. 花心思在烹飪上，創造多樣化的飲食生活

什麼都要吃，但是要注意別吃太多了

3. 從主食以外的菜開始吃

上了年紀之後菜餚更重要

4. 讓飲食生活保持規律

飲食要慢不要乏

5. 讓身體多活動

肚子的飢餓感是最佳的調味

6. 學習飲食生活的智慧

飲食生活的智慧是保持年輕與促進健康的指南針

7. 吃得開心、吃得美味

孕育寬懷心胸的健全高齡期

（1990 年 9 月，舊厚生省）

運動方針與休養方針

運動方針

　　「為了促進健康，應該要做何種運動（身體活動）到什麼程度？應該要怎麼做運動才好？」為運動方針所指出的內容。2006年時公布了新版「促進健康的運動方針2006（Exercise Guide 2006）」。運動方針是將生活習慣病的預防擺在第一位，提出目前的身體活動量或體力的評估，以及根據前項評估的目標設定方法、運動內容的選擇、用來達成的具體方式等等。表示身體活動強度的單位為「METs（表示相較於安靜時有幾倍的強度）」，METs×時間＝身體活動量，單位為「EX」，運動方針的目標為「要達到每週23EX（METs×小時）的活躍身體活動（運動與生活的活動）。其中，4EX表示進行活躍的運動。」。後來在2011年時，日本厚生勞動省提出「你開始『一邊活動一邊運動』了嗎？」，表示並非只有體育競技項目（SPORT）才是運動，當意識到活動身體這件事後，會發現每天的生活中也有很多能夠變健康的機會。因此，建議可以邊購物邊運動、邊抱小孩邊運動、邊刷牙邊運動、邊通勤邊運動等等。

　　而且，由高齡者至生活習慣病患者等人為對象的「Plus Ten（＋10）」中，發表了促進身體活動增加的「促進健康的身體活動基準2013」。這裡將與「健康日本21（第二次）」的推動有關事項放在第一位，推動因應各生命階段的促進健康的身體活動，顯示出由身體活動（日常生活活動＋運動）與運動這兩方面出發的目標。

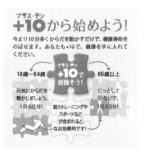

休養方針

　　休養方針（表F）與飲食生活方針、運動方針同樣也被列出。另外，「促進健康的睡眠方針」於2003年發表，是休養方針的配合方針。後來，針對睡眠方針的改訂進行討論，並於2014年發表「促進健康的睡眠方針2014～睡眠12項目～」（表G）。

表F　「促進健康的休養方針」

1.生活要有規律
- 要早點察覺自己的壓力所在
- 能否舒服地醒來，是睡眠好壞的指標
- 洗澡讓身心都煥然一新
- 出門旅行，轉換心情
- 維持休養與工作的平衡，能提升工作效率也能防止過勞

2.要有充足的時間進行有效的休養
- 一天30分鐘，找一段屬於自己的時間
- 利用休假時間來真正的休養
- 在充裕的時間中享受快樂與生存價值

3.找到生活中的綠洲
- 身旁有個休息空間也一樣重要
- 也讓飲食空間有豐富的變化
- 感受與大自然的接觸，呼吸健康自然的氣息

4.邂逅與情誼創造出豐富的人生
- 去發掘能夠開心自在的社會生活
- 在與人的情誼中孕育出創意生活

（1994年，舊厚生省）

表G　促進健康的睡眠方針2014～睡眠12項目～

1. 良好的睡眠有助於身心健康。
2. 適度的運動、確實吃早餐，可以調節適度的睡眠與清醒時間。
3. 良好的睡眠關係到生活習慣病的預防。
4. 睡眠所得到的休養對於心靈的健康很重要。
5. 因應年齡與季節來調整，使睡眠充足，白天才不會想睡。
6. 要有良好的睡眠，打造睡眠環境也很重要。
7. 年輕人要避免熬夜，維持體內的生理時鐘。
8. 中年人要恢復疲勞、提高工作效能，就要有充足的睡眠。
9. 老年人要維持早晚規律的作息，白天時適當的運動有助於良好的睡眠。
10. 想睡覺了再到床上就寢，起床的時間不要太晚。
11. 睡眠情況不同以往時就要注意。
12. 失眠、無法克服失眠的痛苦時，要找專業人士諮詢。

（2014年，日本厚生勞動省）

Q&A

Q1：與營養相關的工作內容有哪些呢？

　　有很多的工作都需要或是用得到營養相關的知識。例如持有「營養管理師」、「營養師」資格的人，主要都在醫院、社福機構（護理之家、老人福利機構、身心障礙福利機構等等）、學校、保健所或保健中心、供餐設施（公司、工廠等的餐廳、學校餐廳等）、幼兒園或托兒所等等，進行實際的飲食提供相關工作或營養指導（飲食教育與營養教育）。另外，也有很多人是在食品相關企業或供餐廠商中，進行新產品等等的開發與推廣。最近，在藥局或是健康增進的相關運動設施中提供營養諮詢的人也愈來愈多了。另外，人數雖然不多，但有些人是負責職業運動團隊或運動選手的營養支援。在小學、國中裡面擔任營養教員的人，工作內容不僅有學校營養午餐的相關事項，也要對於學童進行各式各樣關於飲食的指導（飲食教育）。

　　要成為家庭科、國、高中保健老師的養成課程中，也包含了營養（飲食）課程。目標成為醫生，目標成為護士、保育員、幼兒園教員、專業護理人員、牙科衛生士等等的人，也都要上營養（飲食）課程。

　　雖然營養知識做為工作內容發揮在各式各樣領域中，但因為「飲食為日常生活」，所以就算是工作以外的場合，在所有與每天生活中的飲食有關聯的場合中，都會用得到營養的知識與技術。

Q2：可以在哪裡上營養課程呢？

可以到有開設以飲食與健康為專門領域課程的大學、短期大學、專門學校等等來上營養課程。透過視訊遠端課程，開設飲食與健康課程的大學等教育機構也愈來愈多了。輸入「營養」、「食物」、「健康」、「家政」、「農學」等關鍵字搜尋，就可以知道要到哪個學院或科系上課。另外，除了大學的課程之外，也可以在Q1中舉出的資格檢定等相關養成講座中學到營養相關知識。如果是針對某項主題的短期學習，也可以到市民大學、公開講座、保健所或保健中心開設的健康教室，或是企業主辦的研討會等地點上課，在各個地方都有學習營養知識的機會。

Q3：營養指導是什麼？

指導民眾「應該要有什麼樣的飲食生活才能活得更健康，預防疾病、改善疾病、阻止或延遲疾病的發展」等等。具體來說，了解（調查）指導對象的飲食習慣為何之後，再提供適合每位指導對象理想飲食方式的資訊（該積極攝取哪些營養素？要控制哪些營養素的攝取？為此，配合上個人生活型態，又應該要進食多少份量的食物？哪些食品應該要如何融入每天的飲食之中？飲食的步調應該要如何調整等），並指導他們如何實行。在醫院等機構所實施的疾病相關營養指導，是與藥物療法、運動療法並行的飲食療法（營養療法），對於治療而言有重大的意義存在。另外，提供給運動選手的營養支援也包含在營養指導內。

所謂的營養指導，可以說是引導每位經營飲食生活的人，以理想的形式來自我管理各自的飲食生活。另外，追蹤指導對象者有無實踐指導內容，也包含在營養指導的內容中。

Q4：飲食教育是什麼？

作為以「智育（使智能提升、使知識更豐富的教育）、德育（道德方面的教育）、體育（使身體能夠成長發育的教育）」此教育三大支柱為基礎的重要教育而備受矚目的就是「飲食教育」。飲食教育的目標是「培育出能夠習得『飲食』相關知識與挑選『食物』的能力，並實踐健全飲食生活的人」。除此之外，「不只限於飲食生活改善，加強對食物的了解與感謝之心、傳承優良傳統的飲食文化、關懷活化地域特性的飲食生活」等等也是飲食教育中所要求。另外，這裡所說的「健全的飲食生活」指的是作為生活節奏的規律飲食、營養方面均衡攝取的飲食、考慮到食用安全性的飲食、考慮到剩菜剩飯或丟棄食物等狀況來進行改善的飲食、家人圍繞在餐桌旁開心用餐等的理想生活。

Q5：營養相關證照資格有哪些？

除了營養師、營養管理師之外，還有其他各式各樣的相關資格。例如飲食專家（Food Specialist）、飲食專員（Food Coordinator）、營養補給品顧問（Supplement Adviser）、健康運動指導師、健康管理師、老人看護食品師、食育指導師、調理師、食品衛生責任者、食品衛生監視員、食品衛生管理者、飲食生活顧問等等。

附表1 學童期、青春期各年齡的身高、體重、上半身長的平均值及標準偏差

區分			身高（cm）		體重（kg）		上半身長（cm）	
			平均值	標準偏差	平均值	標準偏差	平均值	標準偏差
男生	小學	6歲*	116.6	4.96	21.3	3.37	64.8	2.88
		7	122.4	5.19	23.9	4.05	67.6	2.95
		8	128.2	5.38	27.1	5.02	70.2	3.00
		9	133.6	5.64	30.4	6.13	72.6	3.11
		10	139.0	6.15	34.3	7.46	75.0	3.32
		11	145.0	7.06	38.3	8.44	77.6	3.78
	國中	12歲	152.3	7.90	43.9	9.70	81.2	4.47
		13	159.5	7.68	48.8	9.86	84.8	4.50
		14	165.0	6.75	54.0	9.97	88.1	4.04
	高中	15歲	168.3	5.95	58.9	10.57	90.3	3.50
		16	169.9	5.87	61.0	10.37	91.4	3.28
		17	170.7	5.77	62.8	10.61	92.0	3.17
女生	小學	6歲	115.6	4.83	20.9	3.17	64.4	2.80
		7	121.6	5.10	23.5	3.86	67.3	2.90
		8	127.3	5.52	26.4	4.64	69.9	3.06
		9	133.6	6.13	30.0	5.89	72.8	3.40
		10	140.1	6.80	34.0	7.03	75.8	3.79
		11	146.8	6.64	39.0	7.77	79.3	3.88
	國中	12歲	151.8	5.92	43.7	8.05	82.1	3.61
		13	154.8	5.45	47.1	7.78	83.8	3.25
		14	156.5	5.31	49.9	7.51	84.9	3.03
	高中	15歲	157.0	5.27	51.4	7.90	85.5	2.95
		16	157.6	5.30	52.5	7.70	85.8	2.94
		17	158.0	5.39	52.9	7.90	85.9	2.98

* 年齡為計算至2013年4月1日止的實歲。

（2013年度學校保健統計調查結果，文部科學省，2013）

附表2　日本人飲食攝取基準（2015年版）

（註：國人請參考衛福部「國人膳食營養素參考攝取量」）

基準營養素制定指標（1歲以上）*1

		估計平均需要（EAR）	建議攝取量（RDA）	足夠攝取量（AI）	上限攝取量（UL）	目標攝取量（DG）
蛋白質		○	○	—	—	○*2
脂質	脂質	—	—	—	—	○*2
	飽和脂肪酸	—	—	—	—	○
	n-6族脂肪酸	—	—	○	—	—
	n-3族脂肪酸	—	—	○	—	—
碳水化合物	碳水化合物	—	—	—	—	○*2
	食物纖維	—	—	—	—	○
熱量營養素的平衡*2		—	—	—	—	○
維生素	脂溶性 維生素A	○	○	—	○	—
	維生素D	—	—	○	○	—
	維生素E	—	—	○	○	—
	維生素K	—	—	○	—	—
	水溶性 維生素B1	○	○	—	—	—
	維生素B2	○	○	—	—	—
	菸鹼酸	○	○	—	○	—
	維生素B6	○	○	—	○	—
	維生素B12	○	○	—	—	—
	葉酸	○	○	—	○*3	—
	泛酸	—	—	○	—	—
	生物素	—	—	○	—	—
	維生素C	○	○	—	—	—
礦物質	大量 鈉	○	—	—	—	○
	鉀	—	—	○	—	○
	鈣	○	○	—	○	—
	鎂	○	○	—	○*3	—
	磷	—	—	○	○	—
	微量 鐵	○	○	—	○	—
	鋅	○	○	—	○	—
	銅	○	○	—	○	—
	錳	—	—	○	○	—
	碘	○	○	—	○	—
	硒	○	○	—	○	—
	鉻	—	—	○	—	—
	鉬	○	○	—	○	—

＊1　也包含了只針對部分年齡層設定的情況。

＊2　蛋白質、脂質、碳水化合物（包含酒精）應占總熱量攝取量的比例（%kcal）。

＊3　針對由一般食物之外的攝取所定。

參照體格（參照身高、參照體重）*1

性別	男性		女性*2	
年齡	參照身高（cm）	參照體重（kg）	參照身高（cm）	參照體重（kg）
0 ～ 5（月）	61.5	6.3	60.1	5.9
6 ～ 11（月）	71.6	8.8	70.2	8.1
6 ～ 8（月）	69.8	8.4	68.3	7.8
9 ～ 11（月）	73.2	9.1	71.9	8.4
1 ～ 2（歲）	85.8	11.5	84.6	11.0
3 ～ 5（歲）	103.6	16.5	103.2	16.1
6 ～ 7（歲）	119.5	22.2	118.3	21.9
8 ～ 9（歲）	130.4	28.0	130.4	27.4
10 ～ 11（歲）	142.0	35.6	144.0	36.3
12 ～ 14（歲）	160.5	49.0	155.1	47.5
15 ～ 17（歲）	170.1	59.7	157.7	51.9
18 ～ 29（歲）	170.3	63.2	158.0	50.0
30 ～ 49（歲）	170.7	68.5	158.0	53.1
50 ～ 69（歲）	166.6	65.3	153.5	53.0
70以上（歲）	160.8	60.0	148.0	49.5

*1　0 ～ 17歲的數值是以日本兒童內分泌學會、日本成長學會合同標準值委員會的兒童體格評估的身高、體重的標準值為基礎，並依年齡區分，引用該月齡與該年齡層中央月/年齡的中央值。但若官方數值與年齡區分不一致時，則使用以相同方式算出的數值。18歲以上則使用2010、2011年國民健康營養調查中該性別與年齡層的體重與身高的中央值。

*2　孕婦、哺乳媽媽除外

目標BMI的範圍（18歲以上）*1, *2

年齡（歲）	目標BMI（kg/m²）
18 ～ 49	18.5 ～ 24.9
50 ～ 69	20.0 ～ 24.9
70以上	21.5 ～ 24.9*3

*1　數值男女通用。應將此數值做為參考原則。

*2　以流行病學觀察研究中提出的死亡率最低BMI為基礎，將各疾病發病率與BMI的關聯、死因與BMI的關聯、日本人的BMI實際狀況列入考量，綜合性判斷之後所設定的目標範圍。

*3　由於觀察到70歲以上總死亡率最低的BMI值與實際情況有所出入，再加上必須要考量到預防身體過度虛弱以及預防生活習慣病這兩方面，因此將當前目標的BMI值範圍訂在21.5 ～ 24.9kg/m²。

推定熱量需要量（kcal／日）

性別	男性			女性		
身體活動等級[*1]	I	II	III	I	II	III
0～5（月）	－	550	－	－	500	－
6～8（月）	－	650	－	－	600	－
9～11（月）	－	700	－	－	650	－
1～2（歲）	－	950	－	－	900	－
3～5（歲）	－	1300	－	－	1250	－
6～7（歲）	1350	1550	1750	1250	1450	1650
8～9（歲）	1600	1850	2100	1500	1700	1900
10～11（歲）	1950	2250	2500	1850	2100	2350
12～14（歲）	2300	2600	2900	2150	2400	2700
15～17（歲）	2500	2850	3150	2050	2300	2550
18～29（歲）	2300	2650	3050	1650	1950	2200
30～49（歲）	2300	2650	3050	1750	2000	2300
50～69（歲）	2100	2450	2800	1650	1900	2200
70以上（歲）[*2]	1850	2200	2500	1500	1750	2000
孕婦（附加量）[*3] 初期				＋50	＋50	＋50
中期				＋250	＋250	＋250
後期				＋450	＋450	＋450
哺乳媽媽（附加量）				＋350	＋350	＋350

＊1　身體活動等級分為低度、中度、高度，分別以 I、II、III 來表示。

＊2　主要以70～75歲以及過著自由生活的人為對象的報告來推算。

＊3　必須要針對每位孕婦的體格與孕期中的體重增加量、胎兒發育狀況來進行個別評估。

註1：利用身體活動等級時，要確認飲食攝取狀況的評估、體重與BMI；熱量攝取過多或不足時，則以體重的變化或BMI來評估。

註2：若身體活動等級為 I 時，熱量攝取量會維持在與低熱量消耗量相等程度的低攝取量，因此就維持與增進健康的觀點而言，有必要增加身體的活動量。

依身體活動等級來看活動內容與活動時間的代表例子

	低度（I）	中度（II）	高度（III）
身體活動等級[*1]	1.50 （1.40～1.60）	1.75 （1.60～1.90）	2.00 （1.90～2.20）
日常生活內容[*2]	大部分的生活時間都在椅子上，靜態活動是生活的中心	雖然主要都是坐著工作，但包含在工作場所中的走動、站立工作、接待客人等，或是通勤、購物、做家事、輕度運動等任一情況	需多走動或需站立的工作者，或是擁有空閒時運動等等活躍的運動習慣
中等程度強度（3.0～5.9METs）的每日身體活動的合計時間（小時／日）[*3]	1.65	2.06	2.53
每日工作時的步行合記時間（小時／日）[*3]	0.25	0.54	1.00

＊1　代表值。（）內是大約範圍。

＊2　參考Black，et al.，Ishikawa-Tanaka et al.，將最影響身體活動等級（PAL）的事項列入考量後製作而成。

＊3　根據 Ishikawa-Tanaka et al.。

依年齡階層來看身體活動等級的分組（男女皆同）

身體活動等級	低度（Ｉ）	中度（Ⅱ）	高度（Ⅲ）
1～2（歲）	—	1.35	—
3～5（歲）	—	1.45	—
6～7（歲）	1.35	1.55	1.75
8～9（歲）	1.40	1.60	1.80
10～11（歲）	1.45	1.65	1.85
12～14（歲）	1.50	1.70	1.90
15～17（歲）	1.55	1.75	1.95
18～69（歲）	1.50	1.75	2.00
70以上（歲）	1.45	1.70	1.95

熱量產生營養素平衡

年齡	目標攝取量[1]（中央值[2]）（男女共通，%kcal）			
	蛋白質	脂質[3]		碳水化合物[4], [5]
		脂質	飽和脂肪酸	
0～11（月）	—	—	—	—
1～17（歲）	13～20(16.5)	20～30(25)	—	50～65(57.5)
18以上（歲）	13～20(16.5)	20～30(25)	7以下	50～65(57.5)

＊1　各營養攝取範圍顯示的是大約的數值，就生活習慣病的預防與高齡者虛弱的預防觀點而言，應彈性調整攝取量。

＊2　中央值是顯示範圍內的中央值，並非是最理想攝取值。

＊3　有關於脂質，必須要充分考量構成脂質的飽和脂肪酸等的質。

＊4　包含酒精在內，但並不建議攝取酒精。

＊5　要十分注意食物纖維的目標攝取量。

蛋白質飲食攝取基準

性別	男性				女性			
年齡	估計平均需要量	建議攝取量	足夠攝取量	目標攝取量*2（中央值*3）	估計平均需要量	建議攝取量	足夠攝取量	目標攝取量*2（中央值*3）
	（g／日）			（%kcal）	（g／日）			（%kcal）
0～5（月）*1	—	—	10		—	—	10	
6～8（月）*1	—	—	15		—	—	15	
9～11（月）*1	—	—	25		—	—	25	
1～2（歲）	15	20	—	13～20 (16.5)	15	20	—	13～20 (16.5)
3～5（歲）	20	25	—	13～20 (16.5)	20	25	—	13～20 (16.5)
6～7（歲）	25	35	—	13～20 (16.5)	25	30	—	13～20 (16.5)
8～9（歲）	35	40	—	13～20 (16.5)	30	40	—	13～20 (16.5)
10～11（歲）	40	50	—	13～20 (16.5)	40	50	—	13～20 (16.5)
12～14（歲）	50	60	—	13～20 (16.5)	45	55	—	13～20 (16.5)
15～17（歲）	50	65	—	13～20 (16.5)	45	55	—	13～20 (16.5)
18以上（歲）	50	60	—	13～20 (16.5)	40	50	—	13～20 (16.5)
孕婦（附加量）　初期					+ 0	+ 0	—	
中期					+ 5	+ 10	—	
後期					+ 20	+ 25	—	
哺乳媽媽（附加量）					+ 15	+ 20	—	

＊1　幼兒的足夠攝取量為母乳寶寶的攝取值。
＊2　此攝取範圍顯示的是大約的數值。
＊3　中央值是顯示範圍內的中央值，並非是最理想攝取值。

脂質飲食攝取基準

	脂質（脂質占總熱量的比例（脂肪熱量比）：%kcal）			
性別	男性		女性	
年齡	足夠攝取量	目標攝取量*1（中央值*2）	足夠攝取量	目標攝取量*1（中央值*2）
0～5（月）	50		50	
6～11（月）	40	—	40	—
1以上（歲）	—	20～30 (25)	—	20～30 (25)
孕婦			—	
哺乳媽媽			—	

＊1　此攝取範圍顯示的是大約的數值。
＊2　中央值是顯示範圍內的中央值，並非是最理想攝取值。

性別	飽和脂肪酸（%kcal）	
	男性	女性
年齡	目標攝取量	目標攝取量
0～17（歲）	─	─
18以上（歲）	7以下	7以下
孕婦		─
哺乳媽媽		─

性別	n-6族脂肪酸（g／日）		n-3族脂肪酸（g／日）	
	男性	女性	男性	女性
年齡	足夠攝取量	足夠攝取量	足夠攝取量	足夠攝取量
0～5（月）	4	4	0.9	0.9
6～11（月）	4	4	0.8	0.8
1～2（歲）	5	5	0.7	0.8
3～5（歲）	7	6	1.3	1.1
6～7（歲）	7	7	1.4	1.3
8～9（歲）	9	7	1.7	1.4
10～11（歲）	9	8	1.7	1.5
12～14（歲）	12	10	2.1	1.8
15～17（歲）	13	10	2.3	1.7
18～29（歲）	11	8	2.0	1.6
30～49（歲）	10	8	2.1	1.6
50～69（歲）	10	8	2.4	2.0
70以上（歲）	8	7	2.2	1.9
孕婦、哺乳媽媽		9		1.8

碳水化合物的飲食攝取基準

性別	碳水化合物（%kcal）		食物纖維（g／日）	
	男性	女性	男性	女性
年齡	目標攝取量[1][2]（中央值[3]）	目標攝取量[1][2]（中央值[3]）	目標攝取量	目標攝取量
0～11（月）	─	─		
1～5（歲）	50～65（57.5）	50～65（57.5）	─	─
6～7（歲）	50～65（57.5）	50～65（57.5）	11以上	10以上
8～9（歲）	50～65（57.5）	50～65（57.5）	12以上	12以上
10～11（歲）	50～65（57.5）	50～65（57.5）	13以上	13以上
12～14（歲）	50～65（57.5）	50～65（57.5）	17以上	16以上
15～17（歲）	50～65（57.5）	50～65（57.5）	19以上	17以上
18～69（歲）	50～65（57.5）	50～65（57.5）	20以上	18以上
70以上（歲）	50～65（57.5）	50～65（57.5）	19以上	17以上
孕婦、哺乳媽媽			─	─

＊1 此攝取範圍顯示的是大約的數值。

＊2 包含酒精在內，但並不建議攝取酒精。

＊3 中央值是顯示範圍內的中央值，並非是最理想攝取值。

脂溶性維生素的飲食攝取基準

性別	維生素 A（μgRAE／日）*1							
	男性				女性			
年齡	估計平均需要量*2	建議攝取量*2	足夠攝取量*3	上限攝取量*3	估計平均需要量*2	建議攝取量*2	足夠攝取量*3	上限攝取量*3
0～5（月）	—	—	300	600	—	—	300	600
6～11（月）	—	—	400	600	—	—	400	600
1～2（歲）	300	400	—	600	250	350	—	600
3～5（歲）	350	500	—	700	300	400	—	700
6～7（歲）	300	450	—	900	300	400	—	900
8～9（歲）	350	500	—	1,200	350	500	—	1,200
10～11（歲）	450	600	—	1,500	400	600	—	1,500
12～14（歲）	550	800	—	2,100	500	700	—	2,100
15～17（歲）	650	900	—	2,600	500	650	—	2,600
18～29（歲）	600	850	—	2,700	450	650	—	2,700
30～49（歲）	650	900	—	2,700	500	700	—	2,700
50～69（歲）	600	850	—	2,700	500	700	—	2,700
70 以上（歲）	550	800	—	2,700	450	650	—	2,700
孕婦（附加量）								
初期、中期					+ 0	+ 0		
後期					+ 60	+ 80		
哺乳媽媽（附加量）					+ 300	+ 450		

＊1　視黃醇活性當量（μgRAE）＝視黃醇（μg）＋β-胡蘿蔔素（μg）×1/12 α-胡蘿蔔素（μg）×1/24＋β-隱黃素（μg）×1/24＋其他維生素原A類胡蘿蔔素（μg）×1/24。

＊2　含維生素原A的類胡蘿蔔素。

＊3　不含維生素原A的類胡蘿蔔素。

（註）2015 年版之後將維生素A的單位由視黃醇當量（μgRE）改成視黃醇活性當量（μgRAE）。

	維生素 D（μg／日）				維生素 E（mg／日）*1				維生素 K（μg／日）	
性別	男性		女性		男性		女性		男性	女性
年齡	足夠攝取量	上限攝取量	足夠攝取量	上限攝取量	足夠攝取量	上限攝取量	足夠攝取量	上限攝取量	足夠攝取量	足夠攝取量
0～5（月）	5.0	25	5.0	25	3.0	—	3.0	—	4	4
6～11（月）	5.0	25	5.0	25	4.0	—	4.0	—	7	7
1～2（歲）	2.0	20	2.0	20	3.5	150	3.5	150	60	60
3～5（歲）	2.5	30	2.5	30	4.5	200	4.5	200	70	70
6～7（歲）	3.0	40	3.0	40	5.0	300	5.0	300	85	85
8～9（歲）	3.5	40	3.5	40	5.5	350	5.5	350	100	100
10～11（歲）	4.5	60	4.5	60	5.5	450	5.5	450	120	120
12～14（歲）	5.5	80	5.5	80	7.5	650	6.0	600	150	150
15～17（歲）	6.0	90	6.0	90	7.5	750	6.0	650	160	160
18～29（歲）	5.5	100	5.5	100	6.5	800	6.0	650	150	150
30～49（歲）	5.5	100	5.5	100	6.5	900	6.0	700	150	150
50～69（歲）	5.5	100	5.5	100	6.5	850	6.0	700	150	150
70 以上（歲）	5.5	100	5.5	100	6.5	750	6.0	650	150	150
孕婦			7.0	—			6.5	—		150
哺乳媽媽			8.0	—			7.0	—		150

＊1　針對 α-生育醇所推算。不含 α-生育醇以外的維生素E。

水溶性維生素的飲食攝取基準

| 性別 | 維生素 B$_1$（mg／日）*1 | | | | | | 維生素 B$_2$（mg／日）*1 | | | | | |
| | 男性 | | | 女性 | | | 男性 | | | 女性 | | |
年齡	估計平均需要量*2	建議攝取量	足夠攝取量	估計平均需要量	建議攝取量	足夠攝取量	估計平均需要量*3	建議攝取量	足夠攝取量	估計平均需要量	建議攝取量	足夠攝取量
0～5（月）	—	—	0.1	—	—	0.1	—	—	0.3	—	—	0.3
6～11（月）	—	—	0.2	—	—	0.2	—	—	0.4	—	—	0.4
1～2（歲）	0.4	0.5	—	0.4	0.5	—	0.5	0.6	—	0.5	0.5	—
3～5（歲）	0.6	0.7	—	0.6	0.7	—	0.7	0.8	—	0.6	0.8	—
6～7（歲）	0.7	0.8	—	0.7	0.8	—	0.8	0.9	—	0.7	0.9	—
8～9（歲）	0.8	1.0	—	0.8	0.9	—	0.9	1.1	—	0.9	1.0	—
10～11（歲）	1.0	1.2	—	0.9	1.1	—	1.1	1.4	—	1.1	1.3	—
12～14（歲）	1.2	1.4	—	1.1	1.3	—	1.3	1.6	—	1.2	1.4	—
15～17（歲）	1.3	1.5	—	1.0	1.2	—	1.4	1.7	—	1.2	1.4	—
18～49（歲）	1.2	1.4	—	0.9	1.1	—	1.3	1.6	—	1.0	1.2	—
50～69（歲）	1.1	1.3	—	0.9	1.0	—	1.2	1.5	—	1.0	1.1	—
70 以上（歲）	1.0	1.2	—	0.8	0.9	—	1.1	1.3	—	0.9	1.1	—
孕婦（附加量）				＋0.2	＋0.2	—				＋0.2	＋0.3	—
哺乳媽媽（附加量）				＋0.2	＋0.2	—				＋0.5	＋0.6	—

＊1　使用身體活動等級Ⅱ的估計能量需要量來推算。

＊2　估計平均攝取量並非是能夠預防維生素 B1 缺乏症—腳氣病的最低所需量；是由尿液中的維生素 B1 排泄量開始增加的攝取量（體內飽和量）來推算。

＊3　估計平均攝取量並非由預防維生素 B2 缺乏症—口唇炎、口角炎等皮膚炎的最低所需量推算而出的數值，是由尿液中的維生素 B2 排泄量開始增加的攝取量（體內飽和量）來推算。

| 性別 | 菸鹼酸（mgNE／日）*1 | | | | | | | |
| | 男性 | | | | 女性 | | | |
年齡	估計平均需要量	建議攝取量	足夠攝取量*2	上限攝取量*2	估計平均需要量	建議攝取量	足夠攝取量*2	上限攝取量*2
0～5（月）*3	—	—	2	—	—	—	2	—
6～11（月）	—	—	3	—	—	—	3	—
1～2（歲）	5	5	—	60（15）	4	5	—	60（15）
3～5（歲）	6	7	—	80（20）	6	7	—	80（20）
6～7（歲）	7	9	—	100（30）	7	8	—	100（25）
8～9（歲）	9	11	—	150（35）	8	10	—	150（35）
10～11（歲）	11	13	—	200（45）	10	12	—	200（45）
12～14（歲）	12	15	—	250（60）	12	14	—	250（60）
15～17（歲）	14	16	—	300（75）	11	13	—	250（65）
18～29（歲）	13	15	—	300（80）	9	11	—	250（65）
30～49（歲）	13	15	—	350（85）	10	12	—	250（65）
50～69（歲）	12	14	—	350（80）	9	11	—	250（65）
70 以上（歲）	11	13	—	300（75）	8	10	—	250（60）
孕婦（附加量）					—	—	—	—
哺乳媽媽（附加量）					＋3	＋3	—	—

NE ＝菸鹼酸當量＝菸鹼酸＋1/60 色胺酸。

＊1　使用身體活動等級Ⅱ的推定熱量需要量來推算。

＊2　為菸鹼醯胺的 mg 量，（ ）內是菸鹼酸的 mg 量。使用基準體重來推算。

＊3　單位為 mg／日

性別	維生素 B₆（mg／日）*1								維生素 B₁₂（µg／日）					
	男性				女性				男性			女性		
年齡	估計平均需要量	建議攝取量	足夠攝取量	上限攝取量*2	估計平均需要量	建議攝取量	足夠攝取量	上限攝取量*2	估計平均需要量	建議攝取量	足夠攝取量	估計平均需要量	建議攝取量	足夠攝取量
0～5（月）	—	—	0.2	—	—	—	0.2	—	—	—	0.4	—	—	0.4
6～11（月）	—	—	0.3	—	—	—	0.3	—	—	—	0.5	—	—	0.5
1～2（歲）	0.4	0.5	—	10	0.4	0.5	—	10	0.7	0.9	—	0.7	0.9	—
3～5（歲）	0.5	0.6	—	15	0.5	0.6	—	15	0.8	1.0	—	0.8	1.0	—
6～7（歲）	0.7	0.8	—	20	0.6	0.7	—	20	1.0	1.3	—	1.0	1.3	—
8～9（歲）	0.8	0.9	—	25	0.8	0.9	—	25	1.2	1.5	—	1.2	1.5	—
10～11（歲）	1.0	1.2	—	30	1.0	1.2	—	30	1.5	1.8	—	1.5	1.8	—
12～14（歲）	1.2	1.4	—	40	1.1	1.3	—	40	1.9	2.3	—	1.9	2.3	—
15～17（歲）	1.2	1.5	—	50	1.1	1.3	—	45	2.1	2.5	—	2.1	2.5	—
18～29（歲）	1.2	1.4	—	55	1.0	1.2	—	45	2.0	2.4	—	2.0	2.4	—
30～49（歲）	1.2	1.4	—	60	1.0	1.2	—	45	2.0	2.4	—	2.0	2.4	—
50～69（歲）	1.2	1.4	—	55	1.0	1.2	—	45	2.0	2.4	—	2.0	2.4	—
70 以上（歲）	1.2	1.4	—	50	1.0	1.2	—	40	2.0	2.4	—	2.0	2.4	—
孕婦（附加量）					+ 0.2	+ 0.2	—					+ 0.3	+ 0.4	—
哺乳媽媽（附加量）					+ 0.3	+ 0.3	—					+ 0.7	+ 0.8	—

*1　使用蛋白質飲食攝取基準的建議攝取量推算而來（不包含孕婦、哺乳媽媽的附加量）。

*2　並非食用性維生素 B₆的量，而是吡哆醇的量。

性別	葉酸（µg／日）*1							
	男性				女性			
年齡	估計平均需要量	建議攝取量	足夠攝取量	上限攝取量*2	估計平均需要量	建議攝取量	足夠攝取量	上限攝取量*2
0～5（月）	—	—	40	—	—	—	40	—
6～11（月）	—	—	60	—	—	—	60	—
1～2（歲）	70	90	—	200	70	90	—	200
3～5（歲）	80	100	—	300	80	100	—	300
6～7（歲）	100	130	—	400	100	130	—	400
8～9（歲）	120	150	—	500	120	150	—	500
10～11（歲）	150	180	—	700	150	180	—	700
12～14（歲）	190	230	—	900	190	230	—	900
15～17（歲）	220	250	—	900	220	250	—	900
18～29（歲）	200	240	—	900	200	240	—	900
30～69（歲）	200	240	—	1,000	200	240	—	1,000
70 以上（歲）	200	240	—	900	200	240	—	900
孕婦（附加量）					+ 200	+ 240	—	—
哺乳媽媽（附加量）					+ 80	+ 100		

*1　預計要懷孕的女性或是有懷孕可能的女性，若要降低胎兒神經管缺陷症的風險，最好要額外攝取 400µg／日的蝶酸單麩胺酸。

*2　營養補充品或機能強化食品中所含的蝶酸單麩胺酸量。

性別	泛酸（mg／日）		生物素（μg／日）	
	男性	女性	男性	女性
年齡	足夠攝取量	足夠攝取量	足夠攝取量	足夠攝取量
0～5（月）	4	4	4	4
6～11（月）	3	3	10	10
1～2（歲）	3	3	20	20
3～5（歲）	4	4	20	20
6～7（歲）	5	5	25	25
8～9（歲）	5	5	30	30
10～11（歲）	6	6	35	35
12～14（歲）	7	6	50	50
15～17（歲）	7	5	50	50
18～49（歲）	5	4	50	50
50～以上（歲）	5	5	50	50
孕婦		5		50
哺乳媽媽		5		50

性別	維生素C（mg／日）					
	男性			女性		
年齡	估計平均需要量*	建議攝取量	足夠攝取量	估計平均需要量*	建議攝取量	足夠攝取量
0～11（月）	—	—	40	—	—	40
1～2（歲）	30	35	—	30	35	—
3～5（歲）	35	40	—	35	40	—
6～7（歲）	45	55	—	45	55	—
8～9（歲）	50	60	—	50	60	—
10～11（歲）	60	75	—	60	75	—
12～14（歲）	80	95	—	80	95	—
15～以上（歲）	85	100	—	85	100	—
孕婦（附加量）				＋10	＋10	
哺乳媽媽（附加量）				＋40	＋45	

＊ 估計平均攝取量並非能夠避免壞血病的發生。估計平均攝取量是由心血管疾病預防效果與抗氧化效果推算而來。

多量礦物質的飲食攝取基準

	鈉（mg／日，（ ）相當於食鹽攝取量〔g／日〕）					
性別	男性			女性		
年齡	估計平均 需要量	足夠 攝取量	目標 攝取量	估計平均 需要量	足夠 攝取量	目標 攝取量
0～5（月）	—	100（0.3）	—	—	100（0.3）	—
6～11（月）	—	600（1.5）	—	—	600（1.5）	—
1～2（歲）	—	—	（3.0以下）	—	—	（3.5以下）
3～5（歲）	—	—	（4.0以下）	—	—	（4.5以下）
6～7（歲）	—	—	（5.0以下）	—	—	（5.5以下）
8～9（歲）	—	—	（5.5以下）	—	—	（6.0以下）
10～11（歲）	—	—	（6.5以下）	—	—	（7.0以下）
12～17（歲）	—	—	（8.0以下）	—	—	（7.0以下）
18以上（歲）	600（1.5）	—	（8.0以下）	600（1.5）	—	（7.0以下）
孕婦				—	—	—
哺乳媽媽				—	—	—

	鉀（mg／日）			
性別	男性		女性	
年齡	足夠攝取量	目標攝取量	足夠攝取量	目標攝取量
0～5（月）	400	—	400	—
6～11（月）	700	—	700	—
1～2（歲）	900	—	800	—
3～5（歲）	1,100	—	1,000	—
6～7（歲）	1,300	1,800以上	1,200	1,800以上
8～9（歲）	1,600	2,000以上	1,500	2,000以上
10～11（歲）	1,900	2,200以上	1,800	2,000以上
12～14（歲）	2,400	2,600以上	2,200	2,400以上
15～17（歲）	2,800	3,000以上	2,100	2,600以上
18以上（歲）	2,500	3,000以上	2,000	2,600以上
孕婦			2000	—
哺乳媽媽			2200	—

性別	鈣（mg／日）							
	男性				女性			
年齡	估計平均需要量	建議攝取量	足夠攝取量	上限攝取量	估計平均需要量	建議攝取量	足夠攝取量	上限攝取量
0～5（月）	—	—	200	—	—	—	200	—
6～11（月）	—	—	250	—	—	—	250	—
1～2（歲）	350	450	—	—	350	400	—	—
3～7（歲）	500	600	—	—	450	550	—	—
8～9（歲）	550	650	—	—	600	750	—	—
10～11（歲）	600	700	—	—	600	750	—	—
12～14（歲）	850	1,000	—	—	700	800	—	—
15～17（歲）	650	800	—	—	550	650	—	—
18～29（歲）	650	800	—	2,500	550	650	—	2,500
30～49（歲）	550	650	—	2,500	550	650	—	2,500
50以上（歲）	600	700	—	2,500	550	650	—	2,500
孕婦					—	—	—	—
哺乳媽媽					—	—	—	—

性別	鎂（mg／日）*						磷（mg／日）			
	男性			女性			男性		女性	
年齡	估計平均需要量	建議攝取量	足夠攝取量	估計平均需要量	建議攝取量	足夠攝取量	足夠攝取量	上限攝取量	足夠攝取量	上限攝取量
0～5（月）	—	—	20	—	—	20	120	—	120	—
6～11（月）	—	—	60	—	—	60	260	—	260	—
1～2（歲）	60	70	—	60	70	—	500	—	500	—
3～5（歲）	80	100	—	80	100	—	800	—	600	—
6～7（歲）	110	130	—	110	130	—	900	—	900	—
8～9（歲）	140	170	—	140	160	—	1,000	—	900	—
10～11（歲）	180	210	—	180	220	—	1,100	—	1,000	—
12～14（歲）	250	290	—	240	290	—	1,200	—	1,100	—
15～17（歲）	300	360	—	260	310	—	1,200	—	900	—
18～29（歲）	280	340	—	230	270	—	1,000	3,000	800	3,000
30～49（歲）	310	370	—	240	290	—	1,000	3,000	800	3,000
50～69（歲）	290	350	—	240	290	—	1,000	3,000	800	3,000
70以上（歲）	270	320	—	220	270	—	1,000	3,000	800	3,000
孕婦				（附加量）＋30	（附加量）＋40	—			800	—
哺乳媽媽				（附加量）—	（附加量）—	—			800	

*　非攝取自一般食品的上限攝取量，成人為350mg／日，兒童為5mg／kg體重／日。由一般食品攝取時則無設定上限攝取量。

微量礦物質的飲食攝取基準

	鐵（mg／日）*									
性別	男性				女性					
					無月經		有月經			
年齡	估計平均需要量	建議攝取量	足夠攝取量	上限攝取量	估計平均需要量	建議攝取量	估計平均需要量	建議攝取量	足夠攝取量	上限攝取量
0～5（月）	—	—	0.5	—	—	—	—	—	0.5	—
6～11（月）	3.5	5.0	—	—	3.5	4.5	—	—	—	—
1～2（歲）	3.0	4.5	—	25	3.0	4.5	—	—	—	20
3～5（歲）	4.0	5.5	—	25	3.5	5.0	—	—	—	25
6～7（歲）	4.5	6.5	—	30	4.5	6.5	—	—	—	30
8～9（歲）	6.0	8.0	—	35	6.0	8.5	—	—	—	35
10～11（歲）	7.0	10.0	—	35	7.0	10.0	10.0	14.0	—	35
12～14（歲）	8.5	11.5	—	50	7.0	10.0	10.0	14.0	—	50
15～17（歲）	8.0	9.5	—	50	5.5	7.0	8.5	10.5	—	40
18～29（歲）	6.0	7.0	—	50	5.0	6.0	8.5	10.5	—	40
30～49（歲）	6.5	7.5	—	55	5.5	6.5	9.0	10.5	—	40
50～69（歲）	6.0	7.5	—	50	5.5	6.5	9.0	10.5	—	40
70以上（歲）	6.0	7.0	—	50	5.0	6.0	—	—	—	40
孕婦（附加量）　初期					＋2.0	＋2.5	—	—	—	—
中、後期					＋12.5	＋15.0	—	—	—	—
哺乳媽媽（附加量）					＋2.0	＋2.5	—	—	—	—

* 經血過多（經血量達80mL／回以上）者除外

	鋅（mg／日）							
性別	男性				女性			
年齡	估計平均需要量	建議攝取量	足夠攝取量	上限攝取量	估計平均需要量	建議攝取量	足夠攝取量	上限攝取量
0～5（月）	—	—	2	—	—	—	2	—
6～11（月）	—	—	3	—	—	—	3	—
1～2（歲）	3	3	—	—	3	3	—	—
3～5（歲）	3	4	—	—	3	4	—	—
6～7（歲）	4	5	—	—	4	5	—	—
8～9（歲）	5	6	—	—	5	5	—	—
10～11（歲）	6	7	—	—	6	7	—	—
12～14（歲）	8	9	—	—	7	8	—	—
15～17（歲）	9	10	—	—	6	8	—	—
18～29（歲）	8	10	—	40	6	8	—	35
30～69（歲）	8	10	—	45	6	8	—	35
70以上（歲）	8	9	—	40	6	7	—	35
孕婦（附加量）					＋1	＋2	—	—
哺乳媽媽（附加量）					＋3	＋3	—	—

	銅（mg／日）							
性別	男性				女性			
年齡	估計平均需要量	建議攝取量	足夠攝取量	上限攝取量	估計平均需要量	建議攝取量	足夠攝取量	上限攝取量
0～5（月）	—	—	0.3	—	—	—	0.3	—
6～11（月）	—	—	0.3	—	—	—	0.3	—
1～2（歲）	0.2	0.3	—	—	0.2	0.3	—	—
3～5（歲）	0.3	0.4	—	—	0.3	0.4	—	—
6～7（歲）	0.4	0.5	—	—	0.4	0.5	—	—
8～9（歲）	0.4	0.6	—	—	0.4	0.5	—	—
10～11（歲）	0.5	0.7	—	—	0.5	0.7	—	—
12～14（歲）	0.7	0.8	—	—	0.6	0.8	—	—
15～17（歲）	0.8	1.0	—	—	0.6	0.8	—	—
18～29（歲）	0.7	0.9	—	10	0.6	0.8	—	10
30～49（歲）	0.7	1.0	—	10	0.6	0.8	—	10
50～69（歲）	0.7	0.9	—	10	0.6	0.8	—	10
70以上（歲）	0.7	0.9	—	10	0.6	0.7	—	10
孕婦（附加量）					+ 0.1	+ 0.1	—	—
哺乳媽媽（附加量）					+ 0.5	+ 0.5	—	—

	錳（mg／日）			
性別	男性		女性	
年齡	足夠攝取量	上限攝取量	足夠攝取量	上限攝取量
0～5（月）	0.01	—	0.01	—
6～11（月）	0.5	—	0.5	—
1～5（歲）	1.5	—	1.5	—
6～7（歲）	2.0	—	2.0	—
8～9（歲）	2.5	—	2.5	—
10～11（歲）	3.0	—	3.0	—
12～14（歲）	4.0	—	4.0	—
15～17（歲）	4.5	—	3.5	—
18以上（歲）	4.0	11	3.5	11
孕婦			3.5	—
哺乳媽媽			3.5	—

	碘（μg／日）							
性別	男性				女性			
年齡	估計 平均 需要量	建議攝 取量	足夠攝 取量	上限攝取量	估計 平均 需要量	建議攝 取量	足夠攝 取量	上限攝取量
0～5（月）	—	—	100	250	—	—	100	250
6～11（月）	—	—	130	250	—	—	130	250
1～2（歲）	35	50	—	250	35	50	—	250
3～5（歲）	45	60	—	350	45	60	—	350
6～7（歲）	55	75	—	500	55	75	—	500
8～9（歲）	65	90	—	500	65	90	—	500
10～11（歲）	80	110	—	500	80	110	—	500
12～14（歲）	100	140	—	1200	100	140	—	1200
15～17（歲）	100	140	—	2000	100	140	—	2000
18以上（歲）	95	130	—	3000	95	130	—	3000
孕婦（附加量）					＋75	＋110	—	—＊
哺乳媽媽（附加量）					＋100	＋140		

＊ 孕婦的上限攝取量為2000μg／日。

	硒（μg／日）							
性別	男性				女性			
年齡	估計 平均 需要量	建議攝 取量	足夠攝 取量	上限攝取量	估計 平均 需要量	建議攝 取量	足夠攝 取量	上限攝取量
0～11（月）	—	—	15	—	—	—	15	—
1～2（歲）	10	10	—	80	10	10	—	70
3～5（歲）	10	15	—	110	10	10	—	110
6～7（歲）	15	15	—	150	15	15	—	150
8～9（歲）	15	20	—	190	15	20	—	180
10～11（歲）	20	25	—	240	20	25	—	240
12～14（歲）	25	30	—	330	25	30	—	320
15～17（歲）	30	35	—	400	20	25	—	350
18～29（歲）	25	30	—	420	20	25	—	330
30～49（歲）	25	30	—	460	20	25	—	350
50～69（歲）	25	30	—	440	20	25	—	350
70以上（歲）	25	30	—	400	20	25	—	330
孕婦（附加量）					＋5	＋5	—	—
哺乳媽媽（附加量）					＋15	＋20	—	—

性別	鉻（μg/日）	
	男性	女性
年齡	足夠攝取量	足夠攝取量
0～5（月）	0.8	0.8
6～11（月）	1.0	1.0
1～17（歲）	—	—
18以上（歲）	10	10
孕婦		10
哺乳媽媽		10

性別	鉬（μg/日）							
	男性				女性			
年齡	估計平均需要量	建議攝取量	足夠攝取量	上限攝取量	估計平均需要量	建議攝取量	足夠攝取量	上限攝取量
0～5（月）	—	—	2	—	—	—	2	—
6～11（月）	—	—	10	—	—	—	10	—
1～17（歲）	—	—	—	—	—	—	—	—
18～29（歲）	20	25	—	550	20	20	—	450
30～49（歲）	25	30	—	550	20	25	—	450
50～69（歲）	20	25	—	550	20	25	—	450
70以上（歲）	20	25	—	550	20	20	—	450
孕婦（附加量）					—	—	—	—
哺乳媽媽（附加量）					＋3	＋3	—	—

參考文獻

本書的撰寫參考以下的文獻。

- 現代生物化學（改訂第二版），金原出版，1992
- Lehninger的生物化學（上下）第二版，廣川書店
- 鈴木繼美、和田攻　編撰：礦物質、微量元素的營養學，第一出版，1994
- 木村修一、小林修平翻譯監修：最新營養學（第八版），建帛社，2002
- 平山宗宏監修：親子健康營養手冊，醫齒藥出版，2000
- 小林正子：青春期的身體發展，青春期學會誌，22（2），p.205～209，2004
- 日本厚生勞動省：日本人飲食攝取基準（2015年版），第一出版，2014
- 杉本恒明、小俁政男、水野美邦（總編輯）：內科學（第八版），朝倉書店，p76-77，2003
- 杉本美智子：健康意識的現狀與問題——新・健康管理概論；田中平三編——p37，醫齒藥出版
- 高橋史江：營養狀況的判定、營養學總論（中坊幸弘、木戶康　編撰），p14，講談社
- 渡邊早苗等人：保健、醫療、福祉的營養學，成年期的營養管理，p131，醫齒藥出版
- 佐佐木溫子、大野誠：肥胖、特輯 更年期障礙與運動、臨床運動醫學（13），1353-1358，1996
- 麻生武志：更年期與老年期女性的健康照護與今後的課題、新女性醫學體系21、更年期與老年期醫學，p10，中山書店，2001

・日本厚生勞動省：國民健康營養調查報告書／結果的概要，2003
　年～ 2013年

・健康營養情報研究會：國民營養的現狀── 1999年國民營養調查結
　果，第一出版，2001

・厚生省：生活習慣病的動向、生活習慣病的指南，1997

・江澤郁子、吉池信男、田中平三等：健康日本21 ──其意義與營養
　指導的活用法──，日本臨床（96），799-838，2000

・小野一郎、尾林聰、麻生武志（武谷雄二　總編輯）：女性生命階段
　中的更年期、老年期特性、新女性醫學大系21、更年期與老年期醫
　學，中山書店，p9，2001

・太久保智治、本庄英雄、岩佐弘一（太田博明　編撰）：更年期的外
　在管理、更年期外在治療管理，p8，南江堂，2002

・丸尾猛，竹內亮介（武谷雄二　總編輯）：泌尿、生殖系統、新女性
　醫學大系21、更年期與老年期醫學，中山書店，p124，2001

・藤野敬史（太田博明　編撰）：針對各種疾患的診斷與治療、更年期
　外在治療管理，p112，南江堂，2002

索引

《英文》

《二劃》

《三劃》

《四劃》

《五劃》

知的！ 117

愛上營養學圖解版

作者	麻見直美、塚原典子
文中插圖	角口美絵
譯者	高詹燦、蘇聖翔、胡毓華
編輯	吳雨書
文字編輯	簡于恒、黃雅筠
校對	吳雨書、黃雅筠
美術編輯	黃偵瑜、曾麗香
封面設計	柳佳璋

創辦人	陳銘民
發行所	晨星出版有限公司
	台中市 407 工業區 30 路 1 號
	TEL:(04)23595820　FAX:(04)23550581
	E-mail:service@morningstar.com.tw
	http://www.morningstar.com.tw
	行政院新聞局局版台業字第 2500 號
法律顧問	陳思成律師
初版	西元 2017 年 10 月 1 日

郵政劃撥	22326758（晨星出版有限公司）
讀者服務	（04）23595819 # 230
印刷	上好印刷股份有限公司

定價 350 元

國家圖書館出版品預行編目資料

愛上營養學圖解版 / 麻見直美 , 塚原典子著 ; 高詹燦 ,
蘇聖翔 , 胡毓華譯 . -- 初版 . -- 臺中市 : 晨星 , 2017.10
　　　面 ；　公分 . -- (知的 ! ; 117)
　　　譯自：好きになる栄養学 第 2 版
　　　ISBN 978-986-443-254-7(平裝)

　　　1. 營養學

411.3　　　　　　　　　　　　　　　　　106003463

以下資料或許太過繁瑣,但卻是我們了解你的唯一途徑

誠摯期待能與你在下一本書中相逢,讓我們一起從閱讀中尋找樂趣吧!

姓名:_____ 性別:□ 男 □ 女 生日:___／___／___
職業:□ 學生 □ 教師 □ 內勤職員 □ 家庭主婦 □ 軍警 □ 企業主管 □ 服務業
□ 製造業 □ SOHO 族 □ 資訊業 □ 醫藥護理 □ 銷售業務 □ 其他_____
E-mail:_____ 聯絡電話:_____
聯絡地址:□□□ _____
購買書名:愛上營養學圖解版

• 誘使你購買此書的原因?

□ 於 _____ 書店尋找新知時 □ 看 _____ 報紙／雜誌時瞄到
□ _____ 電台 DJ 熱情推薦 □ 親朋好友拍胸脯保證 □ 受海報或文案吸引
□ 電子報 □ 晨星勵志館部落格／粉絲頁 □ 看 _____ 部落格版主推薦
□ 其他編輯萬萬想不到的過程:_____

• 本書中最吸引你的是哪一篇文章或哪一段話呢?_____
• 你覺得本書在哪些規劃上還需要加強或是改進呢?
□ 封面設計 □ 版面編排 □ 字體大小 □ 內容
□ 文／譯筆 □ 其他 _____

• 美好的事物、聲音或影像都很吸引人,但究竟是怎樣的書最能吸引你呢?
□ 價格殺紅眼的書 □ 內容符合需求 □ 贈品大碗又滿意 □ 我誓死效忠此作者
□ 晨星出版,必屬佳作! □ 千里相逢,即是有緣 □ 其他原因 _____

• 你與眾不同的閱讀品味,也請務必與我們分享:
□ 心靈勵志 □ 未來趨勢 □ 成功故事 □ 自我成長 □ 宗教哲學 □ 正念禪修
□ 財經企管 □ 社會議題 □ 人物傳記 □ 心理學 □ 美容保健 □ 親子教養
□ 兩性關係 □ 史地 □ 休閒旅遊 □ 智慧格言 □ 其他 _____

• 你最常到哪個通路購書籍呢? □ 博客來 □ 誠品 □ 金石堂 □ 其他_____
• 你最近想看哪一位作者的書籍作品?_____
• 請推薦幾個你最常看的部落格或網站?_____

以上問題想必耗去你不少心力,為免這份心血白費
請務必將此回函郵寄回本社,或傳真至(04)2359-7123,感謝!
若行有餘力,也請不吝賜教,好讓我們可以出版更多更好的書!
• 其他意見:

晨星出版有限公司 編輯群,感謝你!

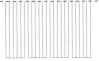
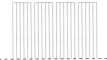
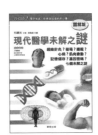